Fusionierte Intelligenz

- Für alle, die gerne über ihren Tellerrand hinausdenken -

Erstausgabe im April 2019
Thorsten Spinnenkind Nagel
(Freier Druide)

Ernennung zum Druiden durch Volkert Volkmann 2012
Lehrbefähigung durch Draco II. 2013

(DRACO-INTEGRAL)
(DRACO-Stiftung)

Erstes Vorwort

Mein Name ist Spinnenkind. Ich bin ein durch Volker Volkmann (Comardiia Druuidiacta) geweihter Druide, der durch sein Fylgja, einen eurasischen Drachen namens Draco II, zum Lehren befähigt wurde. Meine druidische Ausbildung umfasste gleichermaßen elementar-kriegerische, alchemistisch-bardische, schamanisch-mentale und energetisch-magische Elemente. Druidentum entspricht somit mehr einer menschlichen Bewusstseinsstufe, denn einem anerkannten gesellschaftlichen Entwicklungsrang. Egal. (Dergleichen lässt sich in meinen Büchern oder auf meiner Website www. draco-integral.de nachlesen.) Kommen wir also zum Wesentlichen:

Die gesamte Draco-Matrix mit ihren Schriften, den Draco-Veden, kollidierte und fusionierte mit dem Weltbild Timothy Learys, nachdem ich mit dessen Schriften bekannt wurde:

!!! Bouuumm-k-ka-Karruum !!!

Um einen Eindruck in die auf-körpernde Struktur und Denkart der Draco-Veden zu geben, werde ich in <<Fusionierte Intelligenz>> zunächst den letzten unverfälschten Draco-Aufsatz vom 27.2.2019 mit dem Namen <<Struktur und Interaktion unserer fünf Körper>> veröffentlichen, um mich sodann dem Weltbild Learys und einer entsprechenden Fusion beider Systeme zu widmen, die ich DRACO-Leary nenne.

Sollten diese eileitenden Worte Ihr Interesse geweckt haben, so schmökern Sie gerne weiter, es bleibt spannend. Verstehen Sie diese Schrift bitte als Einladung zu eigenen bewussten Experimenten.

Struktur und Interaktion unserer fünf Körper

(I) Definitionen

Wie von den großen Geistern aller Orte und Zeiten bereits hergeleitet und aus meinen vorangehenden Schriften ersichtlich, besteht der Mensch aus fünf Körpern, die hier zunächst einmal in einer Kurzübersicht dargestellt werden:

1. Physischer Körper („Leib") mit Vitalkörper

2. Emotional- oder Astralkörper

3. Mentalkörper (oder „Geist")

4. Seele, *spirit*-Körper oder Mittleres Selbst

5. Universeller Körper, Hohes Selbst oder ICH BIN

Die Wissenschaft der Erforschung und Darstellung unserer fünf Körper basiert auf einer Schnittstelle zwischen esoterischem (= eingeweihtem) und exoterischem (= allgemein gelehrtem) Wissen. Die meisten derzeit existierenden Weisheitslehren, Religionen oder Weltanschauungen haben nur Teilbereiche der Struktur und Interaktion unserer fünf Körper erkannt bzw. begriffen. Zudem variieren ihre Bezeichnungen von Tradition zu Tradition. Die Erkenntnis der wahren Eigenschaften der fünf Körper muss jedoch immer die gleiche sein. Dies ist Wahr-Wahrheit, sie transzendiert widerstreitende Pendel und führt zurück in die EINHEIT.

Zur Sache: Ein Körper kann immer auch als Aura, Seele, Schild oder Speicher verstanden werden. In jedem Fall entspricht ihm ein mehr oder weniger fein-, bzw. grobstoffliches Resonanzfeld.

Definition Aura: Eine Aura entspricht der Ausstrahlung eines Menschen bzw. seiner fünf Körper, wie sie insbesondere von hochsensorisch begabten Menschen wahrgenommen werden kann. Sie ist maßgeblich für den ersten Eindruck, den wir von einem anderen Menschen haben, noch bevor wir mit diesem physisch, emotional oder mental in Kontakt getreten sind, ihn also berührten, bespürten oder mit ihm sprachen, ja noch bevor wir ihn sahen, hörten oder rochen.

Definition Seele: Der Begriff der Seele wird in der Literatur sehr unterschiedlich genutzt. Zum einen entspricht er der traditionellen Darstellung von „Körper, Geist und Seele", also dem physischen Körper („Körper"), dem Mentalkörper („Geist") und abwechselnd unserem Astral- oder *sprit*-Körper („Seele"), welche zu früheren Zeiten noch ein und dasselbe waren. Zum anderen wird die Bezeichnung der Seele für all das gebraucht, was unsere fünf niederen Körpersinne (sehen, hören, riechen, schmecken und tasten) übersteigt und wahlweise den andersweltlichen oder jenseitigen Daseinsbereichen zugeordnet wird.

Definition Schild: Unter Schild versteht man in erster Linie einen Schutzschild, sodann aber auch eine für andere lesbare Signatur, sozusagen ein Wappen. In unserem Verständnis entspricht ein Schild einer uns schützenden Aura. Das Schild ist gewissermaßen der verdichtete Randbereich („die Haut") des jeweiligen Körpers.

Definition Speicher: Ein Speicher ist ein Kraftreservoir mit wahlweise biologischer, emotionaler, mentaler oder spiritueller Lebenskraft. Insbesondere unser Bauchkessel wirkt hierbei wie eine Batterie.

Für unseren Aufsatz werden wir folgende Terminologie einführen und versuchen, sie strikt durchzuhalten:

1. Physischer Körper (PK)
2. Emotionalkörper (EK)
3. Mentalkörper (MK)
4. Mittleres Selbst (MS)
5. Hohes Selbst (HS)

Die drei niederen Körper (PK, EK und MK) können auch als Niederes Selbst (NS) bezeichnet werden. In der allgemeinen Literatur wird das MS auch oft als „Höheres Selbst" benannt, eine Bezeichnung, die aufgrund ihrer Verwechslungsgefahr mit dem HS jedoch leicht zu Missverständnissen führt.

Wer aus einer anderen Wahrheitstradition stammt, müsste also entsprechend seinem eigenen Verständnis die dort verwendeten Begrifflichkeiten in eben jene hier gebrauchten übersetzen. Den Unbedarften hingegen wird empfohlen, sich auf die hier gebrauchten Bezeichnungen einzulassen und sie gegebenenfalls auch für eigene Forschungen zu verwenden. Wie in alle meinen Schriften gilt auch hier, dass ich nicht für mich beanspruche, die alleinige Wahrheit erkannt oder gar als Einziger entdeckt zu haben, jedoch ein schlüssiges Gesamtkonzept und Modell derselben liefere, wenn man denn selbst innerlich dazu bereit ist, über den eigenen Tellerrand hinauszuschauen. Es geht dabei noch nicht einmal um „richtig" oder „falsch", sondern lediglich darum, in allen Belangen ein gesundes und glückliches Leben zu führen. Wissen und Weisheit werden sich all jenen in Fülle offenbaren, die danach suchen und fragen.

Die Körper und die sie umgebende Schöpfung wurden geschaffen, damit sie sich mithilfe unserer (ihrer) Sinne selbst erkennen mögen! Alles im menschlichen Leben dient der eigenen Entwicklung und Selbsterkenntnis. In diesem Sinne wirkt Gott auch nicht für einzelne Menschen, sondern immer nur durch sie. Letztlich verfolgt das UNIVERSUM mit der GESAMTEN SCHÖPFUNG seine eigenen Pläne. Dennoch ist es dem Einzelnen als „Kind Gottes" möglich, den göttlichen Schöpfungsplan zu durchschauen, gut zu heißen und letztlich als sein „eigen Fleisch und Blut" zu erkennen. Wem dies bereits gelang, der wird verstehen, was ich hier meine. Die anderen mögen zunächst darüber hinwegsehen und einfach nur weiterlesen.

(II) Der physische Körper (PK)

Die höchste Durchschnittsgröße bei Männern gibt es mit 1,83 m in den Niederlanden. Die kleinsten Frauen sind mit nur 1,49 m in Guatemala zu finden. Die durchschnittliche Körpergröße der (heutigen) deutschen Männern beträgt im Schnitt 1,80 und bei den Frauen 1,66 m. Diesen Angaben zufolge müsste weltweit vielleicht eine Range von etwa 1,40 bis 2 m als Normalgröße gelten, mit Abweichungen in beide Richtungen. Als größter Mensch in der Medizingeschichte, dessen Körpergröße einwandfrei belegt ist, gilt der US-Amerikaner Robert Pershing Wadlow (1918 - 1940) mit 2,72 m. In grauen Vorzeiten gab es mit den *Nephilim*, *Uren* und möglicherweise weiteren Rassen allerdings auch Menschen, die drei bis fünf oder sogar mehr Meter an Körpergröße betrugen (sog. Riesen oder Riesenrassen). Auch Zwerge wie die sogenannten *Hobbit-Menschen* von Flores existierten. Ihre durchschnittliche Körpergröße wird mit etwa einem Meter angegeben.

Dennoch bewegt sich im materiellen Bereich grundsätzlich jedes Ding in einem vernünftigen - den Eigenschaften der Materie geschuldeten - Größenbereich. Und Abweichungen hiervon bestätigen lediglich die Regel. Deshalb würde ich gerne hier zur groben Orientierung an der von mir zuvor angegebenen durchschnittlichen Höhe eines menschlichen PK von 1,40 bis 2 m festhalten, vielleicht aber auch größer, wenn man uns freier leben ließe.

Beim Alter des PK ist das Erreichen von 800 Jahren keine Seltenheit, wie u.a. biblische Schriften beweisen. In den modernen Lebenszeiten wird diese Lebensspanne jedoch von den uns beherrschenden reptiloiden Dunkelmächten bewusst klein gehalten, so dass ein gesunder 100Jähriger schon als absolute Ausnahme gelten kann. Aktuell (2016) gilt in Deutschland eine durchschnittliche Lebenserwartung von 80,8 Jahren. Männer 78,3 Jahre und Frauen 83,1 Jahre. Allein diese Differenz der Lebenserwartung beider Geschlechter von knapp fünf Jahren sollte den Anlass für einen Aufschrei männlicher Diskriminierung (nicht nur in Deutschland) geben, allein das feministisch geprägte Etablissement beschäftigt sich lieber mit der Bereitstellung von Frauenparkplätzen, Frauenbeauftragten und dergleichen mehr. Ich halte dies persönlich für einen Skandal, doch eine andere Sache ist noch vordringlicher: Wie kann es sein, dass, wenn ein menschliches Leben von 800 bis 1000 Jahre und mehr möglich ist, wir durchschnittlich mit bereits 80 Jahren sterben, obwohl wir biologisch gesehen erst in unserer frühesten Jugend als Mensch stecken müssten?

Der Grund für diese absichtliche Reduktion unserer Lebensspanne (durch Umweltgifte, Bestrahlung und falsche Ernährung) liegt darin begründet, dass die entsprechenden Mächte kein Interesse daran haben, dass wir mit zunehmendem Alter ihrer gewahr werden und uns gegen sie und damit gegen unsere Fremdherrschaft auflehnen. So aber liegen die meisten schon auf dem Todesbett, bevor sie eigentlich merken, was auf Erden gespielt wird. Dass dieser Zyklus fortwährender Versklavung dennoch in gar nicht allzu langer Zeit durchbrochen werden wird, zeigen die heranwachsenden jungen Generationen. Diese bringen immer mehr bereits in vergangenen Reinkarnationskreisläufen erworbenes Wissen und damit Bewusstsein - bereits von Geburt an - in ihre jetzigen Inkarnationen mit. Auch ist es möglich, trotz aller gegenteiligen Versuche, unsere allgemeine Lebensspanne wieder zu steigern; mindestens auf 120 Jahre!

Der PK ist der gröbste, anfälligste und am leichtesten mit unseren fünf niederen Sinnen zu erfassende Schild. Er ist somit grobstofflich und niedersinnlich. Aufgrund seiner beiden materiellen Eigenschaften, der Grobstofflichkeit und Niedersinnlichkeit, ist er zudem der am wenigsten energetische unserer fünf Körper, was jedoch nicht heißen soll, dass in seiner Niedersinnlichkeit, die mit dem Tode vergeht, nicht außerordentliche sinnliche Erfahrungen mit dem PK gemacht werden könnten! Entsprechend seiner Stofflichkeit kann man mit ihm viel körperliches Leid (Schmerz etc.) aber auch höchste Wonnen (Sexualität etc.) erfahren. Eine rein sinnliche, also höhersinnliche, Sexualität und Erfahrung wären nicht das gleiche.

Auch wenn der PK der wegen seines materiellen Grundcharakters der am niedrigsten schwingende Körper ist - was nichts anderes bedeutet, als der am wenigsten energetische zu sein - so ist er doch zugleich der in seinem Aufbau komplexeste unserer fünf Körper. Man studiere hierfür medizinischer Bücher. Auf der Haut des PK lassen sich mit ein bisschen Erfahrung die vorwiegende Ernährungsart und Grundgesundheit des betreffenden Menschen ablesen. Wir können erkennen, welches Maß an Energie ihm noch immer zur Verfügung steht und wo er sich bereits der Materie und dem damit zusammenhängenden transformatorischen Kreisläufen ergab.

Definition Energie: Energie ist mit dem Quadrat der Lichtgeschwindigkeit multiplizierte Materie ($E = mc^2$). Sie ist die der Materie innewohnende Kraft. Ist keine Materie vorhanden, bedeutet dies, dass alle Kraft frei zur Verfügung steht. Energie und Kraft gehen nie verloren. Sie wandeln sich lediglich um, in immer neue Erscheinungsformen des EINUNDDASSELBEN. Kraft ist wirkende Energie. Reine Energie ist reine Kraft - jenseits unserer fünf Sinne, unwandelbar.

Definition Materie: Materie ist Stoff. Die Grobstofflichkeit des PK entspricht somit dessen materiellen Grundcharakter.

Neben den fünf niederen Sinnen der Wahrnehmung (s.o.) fallen in den Bereich des PK insbesondere auch die Bedürfnisse (Hunger etc.), Empfindungen (wie kalt/warm etc.) und Instinkte (Reflexe etc.).

Auch wenn der Aufbau des PK der heutigen Medizin zur Genüge bekannt ist, so tut sie sich doch noch immer schwer damit, dessen Interaktion mit EK, MK und MS zu erkennen, zu würdigen und entsprechend zur Linderung von Leid zu verwenden. Diese Dinge fallen in den Bereich eines Psychiaters oder besser noch Schamanens, werden aber zumeist vernachlässigt.

Über das Entstehen von Krankheit aus dem MS heraus, über den MK und EK schließlich in den PK hinein wurde von uns u.a. im <<Buch der Heilung>> referiert. Grob vereinfacht lässt sich sagen, dass falsche Glaubenssätze zu falschen Gedanken führen und diese wiederum zu unguten Gefühlen und (ebenfalls unguten) körperlichen Empfindungen. Die tatsächliche, physische Krankheit offenbart sich dort, wo der physische Schutzschild am niedrigsten ist und somit die negativen Überzeugungen samt der sie begleitenden (ebenfalls negativen) Gedanken und Emotionen in unser natürliches Immunsystem eindringen lässt, welche nun dort Fuß fassen können. Der Weg zurück in die Gesundheit verläuft ebenfalls über alle Körper, wenn auch hierbei die Gesundheit des MS ausschlaggebend für alle weitere Heilung ist.

Eine Sonderstellung im Bereich des PK nimmt der sogenannte Vitalkörper (VK) ein, der für die Aufrechterhaltung aller lebenswichtigen Funktionen verantwortlich ist (Herzschlag, Atmung, Bewusstsein etc.). Er nimmt somit im Bereich des PK - dessen Komplexität geschuldet - eine gewisse Sonderstellung ein. Wir haben über den VK bereits in anderen Stellen unseres Werks, der Draco-Veden, berichtet.

In der Aura lässt sich der VK als dichtes, lichtes Feld um den kompletten PK herum erblicken, welches mittels der Kirlianfotographie auch wissenschaftlich nachgewiesen werden kann. Die Kirlianfotographie ist eine hochfrequente Hochspannungsfotografie zur Visualisierung sogenannter Glimm- oder Koronaentladungen. Das Verfahren wurde von dem sowjetischen Ehepaar Semjon Kirlian und Walentina Kirliana ab 1937 entwickelt. Über dem Scheitelchakra verdichtet sich ein gesunder VK sodann zu einer Korona aus Licht, welche auf alten Gemälden als Heiligenkranz abgebildet wird.

(III) Der emotionale Körper (EK)

Die Größe des EK kann grundsätzlich das vom PK sinnlich wahrnehmbare Resonanzfeld umfassen (also Blickweite, Hörweite etc.) und selbst noch darüber hinausgehen. Hierbei kommt es auch zu Überlappungen mit anderen EKn. Der klar definierte Mittelpunkt eines jeden EK ist immer das physische menschliche Herz seines Inhabers. Erst im Tode löst es sich von diesem. Im Ruhestadium, wenn also der Mensch nicht vornehmlich mit Fühlen beschäftigt ist, wird der EK von mir in etwa im Abstand von einem Meter um den physischen Körper herum wahrgenommen. In dicht besiedelten Räumen lieg er im Allgemeinen enger an als auf dem Land. In ländlichen Bereichen meine ich auch im Ruhezustand einen Abstand von 2 bis 3 Metern des EK um manche PK herum angeben zu können. Als Aura strahlt er in verschiedenen Farben, welche über seinen aktuellen Gemütszustand Ausdruck geben, wenn auch jede Farbe wiederum für verschiedene Zustände stehen kann. So könnte Rot beispielsweise Liebe, Erregung, Leidenschaft oder selbst Hass bedeuten.

Das Alter unseres EK entspricht jenem Augenblick, da er sich aus unserem MS als selbstständiger Körper löste und sich von da an durch den Zyklus seiner Reinkarnation weiterentwickelte, wobei ein MS - je nach Reife - mehrere EK auszubilden in der Lage ist. Daraus zu schließen, es gäbe auf Erden auch mehr Menschen (hier: EK) als Seelen (hier: MS) entspräche hingegen einer mathematischen Milchmädchenrechnung, da weder alle EK zur gleichen Zeit inkarnieren, noch alle Mittleren Selbste Emotionalkörper ausbilden.

Zum Erkennen mit dem EK benötigen wir bereits neben den fünf niederen Sinnen von Sehen, Hören, Riechen, Schmecken und Tasten das Spüren als sechsten Sinn. Zum Aufgabenbereich der EK gehören die Wahrnehmung und Balance der Emotionen und Gefühle, wobei eine Emotion nichts anderes ist als Gefühle (Energie) in Bewegung: E-motion.

Der EK hat insofern eine Sonderstellung unter den fünf Körper, da er (neben dem HS) als einziger in der Lage ist, sich mit seinesgleichen zu überlappen und gemeinsame emotionale oder astrale Resonanzfelder zu errichten. Nehmen wir zur besseren Erläuterung ein ausschweifendes Fest am Lagerfeuer als Beispiel: Während die Integrität der physischen Körper gewahrt bleibt (es sei denn bei jüngeren Paaren, die sich für einen sexuellen Austausch gemeinsam zurückziehen und in diesem verschmelzen), wird doch von unseren emotionalen Körpern ein gemeinsames Resonanzfeld errichtet, welches ich hier einmal stellvertretend mit den Worten: Feier, Freude, Musik, Tanz, Lichtfunken, Wärme, Akzeptanz und Zugehörigkeit umschreiben möchte.

Dieses Resonanzfeld ist von allen spür- und wahrnehmbar und kann daher als „gemeinsam" bezeichnet werden. Alle EK bringen sich hierin ein, errichten es also gemeinsam, überlappen darin und verschmelzen zu einem einzigartigen Resonanzfeld, welches von allen, die darin eindringen und teilhaben wahrgenommen werden kann. Ein in dieser Weise positiv verlaufendes Fest (hier: Resonanzfeld) hat sogleich die angenehme Nebenwirkung, dass alle davon profitieren, dass also mehr Energie für alle erzeugt wird, als ein Einzelner aufzubringen in der Lage gewesen wäre.

Bei einem Fest entsteht damit eine gewissermaßen verbindende, positive Stimmung oder Atmosphäre, welche ich hier gerne einmal mit dem Prädikat „astral" belegen würde. Dies ist die Besonderheit von EKn.

(IV) Der mentale Körper (MK)

Der MK ist der am schnellsten veränderliche Körper. Sobald ich meine Gedanken ändere oder auf ein anderes Objekt richte, verändern sich auch die Größe, Intensität und Beschaffenheit meines MK. Jede in uns aufkeimende Idee trägt zu seiner Umgestaltung bei, umso mehr als sich diese Ideen zu Gedanken und schließlich Überzeugungen verdichten. Beim MK kommt somit das Denken als siebter Sinn (nach dem Fühlen) hinzu.

Anders als beim EK entspricht das Alter des MK lediglich dem PK, denn mit unserer erneuten Geburt (genauer genommen mit der erneuten Geburt des EK) wird immer auch ein neuer MK errichtet.

13

Alles Denken und Erinnern aus vergangenen Inkarnationen früherer MK wird spätestens mit dem Tod und dem damit verbundenen Einspeisen aller darin enthaltenen Informationen in das allgemeine Kristallgitternetz unserer Erde von uns genommen und ent-individualisiert. Mit anderen Worten: In ein neues Leben bringen wir - nach allgemeiner Regel - lediglich unsere Gefühle, unsere erworbene Weisheit und unser Karma mit, nicht jedoch vergangenes Wissen, Gedanken oder gar unseren kompletten MK, denn dieser wird mit unserer jenseitigen Läuterung von uns getrennt und komplett in das natürliche Kristallgitternetz der Erde, welche man auch gerne Akasha-Chronik nennt, eingespeist. Es gibt darüber hinaus auch noch ein künstliches - in einer den Menschen beherrschenden Absicht errichtetes - Kristallgitternetz, von welchem hier jedoch nicht die Rede ist.

Der MK setzt sich aus *Sylmen*, mentalen Energieeinheiten, zusammen, welche sich sodann zu komplexeren Gedanken formen. Im Vergleich hierzu sind die monadischen Energieeinheiten der Materie: *Atome*; der astralen Schöpfung: *Emphen* sowie der spirituellen Welt: *Ionen*.

Die Größe des MK verändert sich mit unseren Gedanken binnen Lichtgeschwindigkeit vom kleinsten, subatomaren Teilchen bis hin zur Ausdehnung des gesamten Universums. Ein *Sylm* oder Gedanke kann jedoch immer nur einen bestimmten Raum einnehmen, welchen er (anders als beispielsweise die *Emphen*) nicht mit anderen zu teilen in der Lage ist.

Plötzliche heftige Ideen können als Blitze in der Körperaura sichtbar werden und verdichtete Überzeugungen können sich sogar als bleibende Zeichen in dieser einbrennen!

Die Einzigartigkeit und Bedeutung des MK besteht darin, dass jeder für sich genommen sein eigenes Königreich darstellt und somit über unser Weltbild sowie die uns umgebende Welt entscheidet. Von dieser Regel gibt es keinerlei Ausnahmen! Mit anderen Worten: Jeder entscheidet mit seinen Gedanken zu 100% über sein Schicksal und trägt somit die volle Verantwortung für alles, was ihm im Leben (und selbst darüber hinaus im Tode) widerfährt. Gedankenhygiene wird somit zum bestimmenden Prinzip eins MK:

Womit beschäftige ich mich?
Mit wem spreche ich?
Wem glaube ich was?
Was denke ich?
Was sage ich? Etc.

Fassen wir noch einmal vertiefend zusammen: Im Gegensatz zum EK bleiben die MK der teilnehmenden Menschen immer strikt voneinander getrennt, so dass wirklich einjeder in seiner ganz eigenen - von ihm sprichwörtlich selbst erschaffenen - Welt lebt. Die MK schachteln sich in anregenden Gesprächen zwar mannigfach umeinander, überlappen sich jedoch (anders als beim EK) niemals, sondern können immer nur einen ganz bestimmten Platz im Universum einnehmen, indem sie sich ständig gegenseitig umtanzen und verdrängen. Ab einer gewissen eigenen Gedankengeschwindigkeit kann man diesen Tanz der Gedanken und die damit einhergehende stimulierende Verdrängung anderer *Sylme* in Gesprächen jedweder Art gut beobachten und vollständig erkennen. Einjeder behält so seinen ganz besonderen Blickwinkel, seine ganz besondere Wahrnehmung der Geschehnisse und seinen ganz besonderen mentalen Standpunkt oder Lebensfilm.

(V) Der spirituelle Körper oder das mittlere Selbst (MS)

Unser MS ist nach dem HS unser ältester Körper, da er vermutlich gleich zu Anfang der Entstehung des Universums aus diesem heraus ausflockte. Sein Aufgabenbereich sind die Ahnungen (von *Ahnen*/Vorfahren) und Intuitionen. Hierfür verfügt das MS über die im Volksmund „siebter Sinn" genannte Wahrnehmung, welche sich allerdings in unserer forschenden Gliederung bereits als achter Sinn nach den fünf niederen Sinnen der stofflichen Wahrnehmung, dem Spüren der emotionalen Wahrnehmung sowie dem Denken der mentalen Wahrnehmung und Gestaltung von Lebenswirklichkeit erweist.

Die Größe des MS ist unbestimmt, beziehungsweise entzieht sich meiner Kenntnis. Sein Aufbau ist derartig gestaltet, dass zumeist ein Teil hiervon, sozusagen als Energiereservoir, in der spirituellen Welt verharrt, während sich der EK (oder gar mehrere davon) daraus lösen und die Wanderung durch das Rad der Wiedergeburten antreten. Mit jeder Geburt eines EK wird sodann ein neuer PK mit MK gebildet. In der allgemeinen Literatur wird vom MS zumeist (fälschlicherweise) als <<höherem Selbst>> gesprochen, da die eigentliche EINHEIT des Menschen mit der Schöpfung beziehungsweise dem gesamten Universum oder Gottwesen (= Hohes Selbst) noch nicht (mental) vollzogen wurde.

Die Kommunikation der MSe untereinander erfolgt über sogenannte *Routinen*. In diesen werden komplexe Wissensinhalte in bewegten drei- bis mehrdimensionalen Kurzfilmen von einer Seele auf die andere übermittelt. Sie ergänzen in den spirituellen Welten die verbale Kommunikation und sind aufgrund der höheren Informationsdichte wesentlich präziser als eben jene. Zugleich lassen sich in ihnen eventuelle Lügen schneller erkennen.

Als Besonderheit des MS im Konzept unserer fünf Körper würde ich seine merkurische Vermittlerposition zwischen der allem zugrundeliegenden Göttlichkeit (hier: HS) und unseren Niederen Selbsten, bestehend aus PK, EK und MK, bezeichnen. Begriffen wir den Menschen als ein Unternehmen, so entsprächen dem PK vielleicht die ausführenden Arbeiter, der EK wäre der fürs Wohlbefinden zuständige Personalchef, der MK das Management und das MS das Direktorium, welches danach trachtet durch alle irdische und überirdischen Erfahrungen hindurch endlich wieder gottgleich zu werden.

(VI) Der universelle Körper oder das höhere Selbst (HS)

Unser HS ist das Universum, ist das Gottwesen, URION oder *Spirit*. Seine Größe ist somit unendlich; sein Alter ewig. Seine drei wichtigsten *Qualitäten* sind Energie (*sat*), Bewusstsein (*chit*) und Freude (*ananda*). Dem gibt es nichts hinzuzufügen; das ist die Essenz allen menschlichen Seins! Wenn auch unsere anderen vier Körper zerstört werden können oder - wie im Falle des MS - sich unaufhörlich auf eine erneute Kommunion und Verschmelzung mit dem HS vorbereiten, ist das HS unzerstörbar, da es selbst ist, da es Gott ist. Es ist IMMERUNDÜBERALL.

Die Höchstsinnlichkeit der absoluten Wahrnehmung allen Seins des HS umschließt meines Erachtens die individuellen Wahrnehmungen aller Subjekte, aller Orte und aller Zeiten, wenn auch auf eine andere Art, wie man sie in der dreidimensionalen Verkörperung als Mensch mit seinen fünf niederen Sinnen machen kann: Es weiß, weil es weiß und nicht durch Empfinden, Spüren, Denken oder Ahnen. Es ist, weil es ist und nicht weil es geboren wäre oder sterben würde. Es erkennt, weil es erkennt, wer erkennt: Es selbst erkennt sich, kennt sich, ist - einfach!

Naturgemäß fehlen für die Beschreibung des HS die menschlichen Worte. Man kann es versuchen, wird aber immer scheitern. Lediglich *Routinen* würden hier vielleicht noch eine Weile weiterhelfen, letztlich würden aber auch sie verstummen müssen, denn da ist nichts mehr, was erklärt werden müsste. Nur Energie, Bewusstsein und Freude!

(VII) Zusammenfassung

PK: Unser physischer Körper ist materiell oder stofflich (grobstofflich). Er ist trotz seiner Komplexität der am niedersten schwingende Körper dessen, was wir sind.

EK: Unser emotionaler oder astraler Körper ist bei abnehmender Komplexität bereits feinstofflich. Er verfügt über den sechsten Sinn des Fühlens. Der EK schwingt niederer als der zentrale MK. Oder mit anderen Worten: Gefühle und Emotionen sind niederer Art als Ideen und Gedanken, dafür aber noch immer viel komplexer als dieselben. Zudem können sie durch gegenseitige Überlappung eigene Energie produzieren.

MK: Unser mentaler Körper fungiert als Dreh- und Angelpunkt unseres Universums. Er entscheidet durch seinen „Mindset" selbst über unsere letztendliche Bestimmung, Wohlergehen oder Scheitern. Der MK ist feinstofflich und verfügt über einen weiteren (siebten) Sinn des Denkens. Er ist es, der jederzeit aufs Neue unsere Welt erschafft.

MS: Das mittlere Selbst, von der allgemeinen Literatur auch gerne <<Höheres Selbst>> genannt, umfasst alle seelischen Bereiche unseres Seins, von denen sich zumeist (in Form von EKn.) immer nur einige auf Erden inkarnieren. Der achte Sinn des MS ist die Intuition durch Erfahrung und/oder Einklang mit allem.

HS: Das HS als URGRUND oder MENSCHLICHE EINHEIT symbolisiert den Gottesmenschen. Es ist unstofflich, höchstsinnlich, höchstschwingend und unkomplex (einfach)! Darüber hinaus entzieht er sich jeglicher Beschreibung durch bloße Worte.

Aufgrund des hier Erforschten und Gesagten erachten wir folgende Adjektive als zutreffend zur Beschreibung unserer fünf Körper:

PK: grobstofflich, niedersinnlich, niedrigstschwingend, höchstkomplex

EK: feinstofflich, mittelsinnlich, niederschwingend, hochkomplex

MK: feinstofflich, mittelsinnlich, mittelschwingend, mittelkomplex

MS: feinststofflich, hochsinnlich, hochschwingend, niederkomplex

HS: unstofflich, höchstsinnlich, höchstschwingend, unkomplex (einfach)

Wir erkennen in dieser Aufstellung zudem deutlich folgende zwei Grundgesetze:

1. Je feinstofflicher ein Körper ist, desto höher schwingt er!

Zur Erläuterung: Das Maß von der Feinstofflichkeit eines Körpers orientiert sich am Verhältnis von Licht zu Materie in demselben. Ionisches Licht (nicht zu verwechseln mit dem sichtbaren Licht im Bereich von 300 bis 3000 Hertz, sondern oberhalb von 30.000 Trillionen Hertz) ist das am höchsten schwingende Medium. (Es ist dies der Bereich des Schöpfers und nicht mehr seiner - wie auch immer gearteten - Schöpfung.)

2. Je komplexer ein Körper ist, desto niederer sind die Sinne, über die er verfügt bzw. mit Hilfe derer er wahrgenommen werden kann!

Zur Erläuterung: Unsere drei höheren Sinne (spüren, denken und ahnen) offenbaren sich immer erst in unseren höheren Körpern. Warum wir von den bloßen Wahrnehmungssinnen (sehen, hören, riechen, schmecken und tasten) als niederen Sinnen sprechen? Weil sie auf grobe Materie abzielen, die (höheren) Gefühle, Gedanken und Intuitionen nicht zu erforschen in der Lage sind!

Das Konzept unserer fünf Körper oder einer entsprechenden fünfstufigen Existenz oder Schöpfer-Schöpfung kann nicht nur auf Menschen, sondern auch auf Wesen, Dinge und Pendel jedweder Art übertragen und angewandt werden.

Definition Wesen: Alles was lebt und Bewusstsein hat.

Definition Ding: Alles was ohne wesenhaftes Bewusstsein existiert.

Definition Pendel: Sich selbst organisierende emotionale, mentale und spirituelle Konzepte jedweder Art; z.B. auch Weltanschauungen, Religionen, Parteien, Firmen, Familien, Völker et cetera.

Das Verständnis der <<Struktur und Interaktion unserer fünf Körper>> ist somit zum Erkennen, Steuern und Begreifen von Allem-was-ist geeignet. Ihm wohnt Magie inne!

(VIII) Körperliche Interaktionen

Zunächst einmal ist festzuhalten, dass alle Körper nicht nur mit ihresgleichen, sondern auch mit anderen ununterbrochen kommunizieren und somit in permanenter Interaktion und Rückkopplung stehen. Man kann dies als Naturgesetz begreifen, es ist einfach so. In der Praxis sieht das (auf einen Menschen bezogen) wie folgt aus:

1. Das gesunde Funktionieren und die (niedersinnliche) Wahrnehmung unsere PK beeinflusst sowohl unseren EK als auch unseren MK, also unsere Gefühle und Gedanken, und wird wiederum von diesen beeinflusst.

2. Gefühle und Gedanken stehen ähnlich wie elektromagnetische Wellen in permanenter Rückkopplung zueinander. Schlechte Gefühle verursachen schlechte Gedanken und umgekehrt.

3. Unser gesamtes Niederes Selbst (NS), bestehend aus PK, EK und MK, befindet sich in permanenter Wechselwirkung, wobei sich im Zweifelsfall unser Gefühl gegenüber bloßen Empfindungen durchsetzt und unsere Gedanken, ob positiver oder negativer Art, gegenüber unseren Gefühlen.

4. Das NS wiederum unterliegt dem MS, unsere Seele, also jenem Konstrukt, was über unsere Inkarnationen auf Erden wacht und sich so zu verschiedenen Zeiten an verschieden Orten in verschiedener Anzahl zu verkörpern weiß, um dereinst zur Einheit mit dem HS oder ALLEMWASIST zurückzufinden und gänzlich in ihm aufzugehen.

5. Das HS, charakterisiert durch *sat*, *chit* und *ananda*, entspricht dem Universum oder Gottwesen selbst. Es ist unsere höchste und letztlich einzige Wirklichkeit als Mensch: Der Mensch ist Gott und Gott ist Mensch! Als universeller Menschgott oder Gottesmensch nimmt das HS Einfluss auf alles sonstige Geschehen, wenn es selbst auch jederzeit unberührt davon bleibt. Es wirkt durch den Menschen, wenn auch niemals für sein Ego. Das menschliche Bewusstsein (*chit*), unsere Unsterblichkeit (*sat*) und unsere Glückseligkeit oder innere Ruhe (*ananda*) kann uns niemand nehmen - alles andere schon. Energie geht nie verloren!

6. Während das NS und MS vergänglich sind, währt das HS ewiglich!

7. Darüber hinaus kommunizieren unsere fünf Körper nicht nur zugleich mit allen anderen Körpern, sondern sind untereinander mit der sogenannten Silberschnur verbunden, die das Aussehen einer Nabelschnur hat.

(IX) Exkurs über die Bedeutung von Erfahrung

Wie ich schon oft in meinen Schriften betonte, stellt die menschliche Erfahrung unsere eigentliche Währung dar. Diese gilt es nun im Sinne der Erkenntnis mit allen unseren fünf Körpern zu machen oder anders ausgedrückt: In der Einheit sowie den vier darunter liegenden Schöpfungswelten: der spirituellen, mentalen, emotionalen und physisch-materiellen Schöpfung.

Vermutlich ist mit dem Internet und den damit verbundenen Möglichkeiten der Selbstverwirklichung und Selbstdarstellung mittlerweile sogar von einer nochmals darunter liegenden fünften Schöpfungswelt auszugehen, der digitalen Schöpfung oder künstlichen Intelligenz. In diesem Falle hätten wir sechs Erfahrungswelten zur Verfügung!

Wie dem auch sei: Neben der Erkenntnis der allem zugrundeliegenden Einheit von *sat*, *chit* und *ananda*, bedarf es spiritueller Erfahrungen (beispielsweise durch Ritual, Gebet, Meditation, Entbehrung oder den Gebrauch von Lehrerpflanzen etc.), mentaler Erfahrung (durch Lesen, Lernen, Denken etc.), emotionaler Erfahrung (durch Spüren mit dem Herzen, Kreativität etc.) sowie physisch-materieller Erfahrung (durch Trieberfüllung, Elementeweihen, Sport etc.), um ein erfülltes Leben zu führen.

Nur der auf allen Ebenen Erfahrende ist auch ein wahrhaft Erkennender, doch verstehen kann auch dies nur jener, der zuvor bereits auf allen Ebenen erfuhr. Oder mit anderen Worten: Durch bloßes Sein, Denken, Fühlen oder Wahrnehmen alleine entsteht noch keine ganzheitliche Erfahrung, sondern erst durch die zielgerichtete Kombination der phantastischen Fähigkeiten unserer fünf Körper. Übertragen auf die Medizinräder unserer Erde bedeutet diese Erkenntnis, dass nur jener im Mittelpunkt des Rades (Einheit oder HS) zur Ruhe findet, der es zugleich gelernt hat, auch auf seinen Extremen (hier: Empfindungen, Emotionen, Gedanken, Überzeugungen, Pendel etc.) zu surfen.

(X) Exkurs über parallele Welten

Zum Abschluss meines Aufsatzes über die Struktur und Interaktion unserer fünf Körper möchte ich mich noch einmal dem weitverbreiteten Missverständnis bezüglich paralleler Welten widmen. Zunächst sei hier also festgehalten, dass es natürlich parallele Welten gibt, wenn auch nicht in jener Art, wie dieses Konzept von den meisten verstanden wird, dass es nämlich mehrere parallele Erden, Sonnen, Galaxien etc. gäbe, die der unseren - von geringfügigen Änderungen abgesehen - grundsätzlich gleichten. Nein, so ist es nicht, denn es gibt nur eine Erde, eine Sonne, einen Mond, ein Universum etc., so wie wir sie wahrnehmen! Innerhalb dieses Universums oder auch auf unserer Erde gibt es nun aber indessen - wie gesehen - verschiedene Schöpfungsebenen mit mehreren als den allgemein anerkannten drei oder vier Dimensionen. (Ich meinerseits gehe von dreizehn Dimensionen aus.)

Und so gibt es nun in diesen Schöpfungswelten und Dimensionen multiple ineinander geschachtelte, parallele Erscheinungsformen, Wesen und Welten.

Die Welt der Flöhe entspricht beispielsweise ganz und gar nicht der Welt ihrer Wirtstiere, sondern spielt sich gewissermaßen bereits parallel zu dieser ab. Wer nun also in einer Stadt die Welt des Konsums von der darin lebenden Mäusewelt mit entsprechenden Flohwelten sowie atomaren und subatomaren Welten zu unterscheiden gelernt hat, dem wird auch der stellare und interstellare Blick liegen. Und doch waren dies noch immer alles nur Beispiele für teilweise voneinander getrennte physisch-materielle Anschauungs- und Erfahrungsfelder. Hinzu kommen die unterschiedlichen emotionalen Welten, welche zum einen durchaus parallel bestehen und zum anderen sich gegenseitig überlappen.

Hinzu kommen ebenfalls die verschiedenen mentalen Welten aller existierenden Wesen, mit welchen diese - sprichwörtlich - ihre jeweils eigene Welt erschaffen. Darüber existieren sodann noch die spirituellen, energetischen oder magischen Welten mit den allem zugrundeliegenden - der Allgemeinheit oftmals verborgenen - Wirkgesetzen. Die zeitgenössische Physik hat von alledem zumeist nicht die geringste Ahnung.

Lassen Sie mich zum Abschluss ein konkretes Beispiel für die Schachtelung paralleler Welten aufzeigen: Ein Paar sitzt gemeinsam auf der Couch und entspannst sich. Die beiden sind sich also physisch nahe und auch auf der emotionalen Ebene ist ein gemeinsames Resonanzfeld entstanden. Wie aber sieht es auf der mentalen Ebene aus? Was denkt er? Was denkt sie gerade? Das sind definitiv verschiedene Welten!

Hinzu kommt, dass man bereits als Einzelperson ein und dieselbe Gegebenheit immer aus den verschiedensten Blickwinkeln betrachten und dadurch zu komplett unterschiedlichen, ja kontradiktorischen Überzeugungen gelangen kann. Im mentalen Bereich gibt es keine Sicherheiten! Alles ist möglich! So entstehen ständig neue parallele Welten, wenn sich auch - auf unser Eingangsbeispiel zurückkommend - aus dem einfachen Sachverhalt des gemeinsam auf der Couch Sitzens nichts geändert hat. Was ist nun wahr? Was ist falsch? Die durch einfaches Dasein entstehenden parallelen Welten übersteigen in ihren Möglichkeiten bei Weitem das duale Beispiel von Schrödingers Katze. Bei dieser handelt es sich um ein Gedankenexperiment aus der Physik, das 1935 von Erwin Schrödinger vorgeschlagen wurde. Es problematisiert in Form eines Paradoxons die direkte Übertragung quantenmechanischer Begriffe auf die Alltagswelt.

Das angesprochene Paradoxon besteht erstens darin, dass in dem Gedankenexperiment nach den Regeln der Quantenmechanik eine Katze (in einem Kasten) in einen Zustand gebracht wird, in dem sie gleichzeitig „lebendig" und „tot" ist. Zweitens würde, ebenfalls nach den Regeln der Quantenmechanik, dieser unbestimmte Zustand so lange bestehen bleiben, bis er von einem Experimentator untersucht wird. Dann erst würde die Katze auf einen der beiden Zustände „lebendig" oder „tot" festgelegt.

Beides widerspricht hingegen unserer alltäglichen Erfahrung. Das also ist die Wahr-Wahrheit hinsichtlich paralleler Welten:

Es gibt nur eine Erde und auch Sie als Mensch sind einzigartig. Je nachdem welche Schöpfungsebene, welche Dimension oder welchen Standpunkt und Blickwinkel wir nunmehr aufsuchen, werden wir allerdings zu ganz unterschiedlichen (parallel existierenden) Ansichten über unsere Erde oder Sie als multiple Persönlichkeit gelangen. Unsere Welt und Weltsicht ist somit sehr flexibel.

Die in diesem Aufsatz beschriebene Hierarchie unserer fünf Körper (von unserer *digitalen Existenz* einmal abgesehen), die nichts anderes wiederspiegelt als die fünffache Schöpfung (bestehend aus der zugrundeliegenden EINHEIT sowie den daraus resultierenden spirituellen, mentalen, emotionalen und physischen Welten), spielt hinsichtlich dem Entstehen sogenannter paralleler Welten also die entscheidende Bedeutung, wie erklärt zu haben ich hoffe. Eine parallele materielle Schöpfung kann ich darüber hinaus nicht erkennen.

Wenn man nun abschließend meine diesbezügliche gesamte Philosophie, die Draco-Veden, mit einem Wort zusammenfassen müsste, so wäre dies: „Ja!" ICH BIN

NACHRTAG:

Der physische und mentale Körper sind männlicher Art und entsprechen einem männlichen Verständnis von Liebesbekundung (beispielsweise durch Sexualität und verbale Liebesbeteuerung). Der emotionale und spirituelle Körper sind hingegen weiblicher Art. Ein weibliches Liebesverständnis aktiviert entsprechend herzöffnende Romantik oder Seelenverbundenheit.

Zweites Vorwort

Im März 2019 beschäftigte ich mich intensiv mit der Philosophie und den Forschungen Timothy Learys (1920-1996) und las hierbei u.a. seine <<NeuroLogic>> sowie <<Info-Psychologie>> - beides hochintelligente Werke, die einer weiteren Verbreitung bedürften. Für mich war insbesondere auch ein Vergleich mit der DRACO-Matrix von Interesse, da beide Weltbilder den Anspruch haben, die Welt in ihrem Kern vollständig zu erklären sowie in ihren Randbereichen die notwendige Offenheit für weitere Forschungsergebnisse und Erkenntnisse mitbringen.

Learys Philosophie basiert auf der nicht nur humoristisch gemeinten Formel SMI²LE, welche
- Space Migration (SM), also die menschliche Auswanderung ins All,
- eine erhebliche Steigerung menschlicher Intelligenz (I^2), u.a. durch die Benutzung von LSD sowie
- Live Extension (LE), also die Verlängerung der menschlichen Lebensspanne bis hin zur Unsterblichkeit als menschliches Zukunftsszenario zum Ausdruck bringt.

Ein sehr weitgreifender Entwurf. Big thought!

<u>Space Migration (SM)</u>

Wissenschaftler gehen davon aus, dass unser Sonnensystem etwa 4,55 Mrd. Jahre alt ist. Eine Abkühlung der Erde hat sodann vor etwa 4500 Mio. Jahren stattgefunden. In weiteren etwa 5 Mrd. Jahren wird der Wasserstoff der Sonne verbraucht sein und sich diese zu einem roten Riesenstern ausdehnen, wobei die Erde vermutlich komplett verschluckt wird. Allerdings wird es schon lange bevor sich die Sonne aufbläht, auf der Erde ungemütlich, denn die Intensität der Sonnenstrahlung nimmt etwa um ein Prozent in 120 Millionen Jahren zu. Schon in 500 Millionen Jahren, so wird geschätzt, ist die Erde deshalb nur noch ein lebensfeindlicher Felsklumpen im All.

Aufgrund der von der Erde erreichten Halbwertszeit (mit etwa 4 Mrd. Jahren) sieht Leary nun die Aufgabe der uns steuernden DNA darin, der drohenden Vernichtung durch unsere zukünftige Auswanderung ins Weltall, auf der Suche nach neuen Mutterplaneten, zuvorzukommen. (Vergleiche u.a. die bereits ab dem Jahr 2024 geplante menschliche Besiedlung des Mars!)

Woher die DNA dieses vorausschauende Wissen besitzen soll? Das Alter des kompletten Weltalls wird in der Wissenschaft mit 13,6 Mrd. Jahren angegeben. Wenn sich das Zeitfenster menschlicher Besiedlung zwischen Abkühlung eines geeigneten Planeten (hier: vor etwa 4.500 Mio. Jahren) und dem Verlassen desselben mit Zunahme der Sonnenstrahlungsintensität (hier: in etwa 500 Mio. Jahren) abspielt, so hätte die Menschheit diesen Prozess in 13 Mrd. Jahren theoretisch bereits 1300 mal durchlaufen können(!) Die DNA merkt sich diese Dinge!

Eine menschliche Auswanderung ins All würde - so Leary - aufgrund der dort herrschenden Null-Gravitation und der kosmischen Strahlung schon bald zu (somatischen, neurologischen, genetischen, atomaren und subatomaren) Veränderungen des Menschen führen. Er wäre nicht mehr der Gleiche! Für Leary beinhalten diese Veränderungen die rapide Zunahme von menschlicher Intelligenz und damit einhergehend mystische, mythische und/oder mythologische Erfahrungen der Bewusstseinserweiterung. Eine Auswanderung ins All wird daher nicht nur als not-wendig erachtet, sondern zugleich als positiv in bewusstseinserweiternder Hinsicht erfahren.

In der DRACO-Stiftung hingegen kommt die menschliche Liebe zu Mutter Erde wesentlich besser zum Tragen als in Learys Weltbild. Wir sind die Kinder dieser Mutter, wenn unsere eigentliche Herkunft auch noch weiter in die kosmische Vergangenheit zurückreicht. Beide, Leary und Nagel, stimmen wir allerdings darin überein, dass die Existenz des Menschen, so wie wir ihn kennen, an seinen Trägerplaneten, Mutter Erde, gebunden ist.

In der DRACO-Philosophie begann die Besiedlung der Erde durch die ätherischen Uren, welche bereits menschliche DNA trugen, schon vor 400 Mio. Jahren. Sie sieht den richtigen Zeitpunkt für eine weitere Erforschung und Besiedlung des Alls allerdings erst dann als gekommen an, wenn es die Menschen geschafft haben, auf ihrem Heimatplaneten zu einem friedlichen und nachhaltigen Lebensstil in Einklang mit allen Lebensformen zu gelangen.

Dies betrifft u.a. die irdischen Reiche der Elemente und ihrer Elementarwesen, der Gesteine, Pflanzen, Tieren und ihrer entsprechenden Hüter, den Ahnen und Geistführern sowie der Geister und Götter etc. Erst wenn alle diese Wesen in weitestgehender Harmonie miteinander leben, würde dies verhindern, dass wir das momentane menschliche Chaos auch ins All exportieren. Und wir hätten hierfür noch weitere 500 Mio. Jahre Zeit.

Eine Gliederung der Menschheit in Kulturräume, Völker, Stämme und Familien wird darüber hinaus als sinnvoll erachtet. Anders als Leary schätzt die DRACO-Stiftung den kulturellen und magischen Beitrag des eurasischen Nordens als definitiv erhaltenswert ein. (Vergleiche hierzu u.a. NAGEL <<Die europäische Blaupause>> im Gegensatz zu LEARY <<Über die Kriminalisierung des Natürlichen>>) Der Zeitpunkt für eine kulturell und genetisch nivellierte menschliche Einheitsgesellschaft scheint uns erst dann gekommen, wenn sich die Menschheit ihrer *energetischen Vampire* entledigte. Ansonsten wäre sie nach Wegfall aller Kulturen, Völker und Familien - als notwendigem Korrektiv zum gegenwärtigen Herrschaftssystem - zu leicht durch die *Graumächte* manipulierbar. Erstaunt war ich daher auch, dass Leary diese Mächte nur so wenig thematisiert, hatte er doch selbst stark darunter zu leiden (Rufmord, mehrjährige Gefängnisaufenthalte etc.). Es erscheint manchmal geradezu so, als würde er sich der NWO (UNO, NASA etc.) regelrecht anbiedern. Vielleicht hielt er diese *Mächte* aber auch ohnehin nur für ein vorrübergehendes Randphänomen? Grundsätzlich schätzte auch Leary das freie, selbstbestimmte Individuum (5. bis 8. Schaltkreis) mehr als das kontrollierte, manipulierte Kollektiv (1. bis 4. Schaltkreis). Seine Absicht war rein.

Extrapolare Intelligenzzunahme (I^2)

Beide Weltbilder oder Matrixsysteme stimmen darin überein, dass sich die menschliche Intelligenz auf allen Ebenen noch auf ein Vielfaches wird steigern lassen. Diese Formen beinhalten (in Anlehnung an Howard Gardner):

1. körperlich-kinästhetische Intelligenz

2a. intrapersonell-emotionale Intelligenz

2b. bildlich-räumliche Intelligenz

3a. sprachlich-linguistische Intelligenz

3b. logisch-mathematische Intelligenz

4. sozial-interpersonale Intelligenz

5. musikalisch-rhythmische Intelligenz

6. naturalistisch-neurologische Intelligenz sowie

7. existentiell-spirituelle Intelligenz.

Interessanterweise lassen sich diese Bewusstseinsebenen oder Intelligenzformen relativ einfach den neun neuralen Schaltkreisen zuordnen, wie sie weiter unten zusammengefasst werden! (Von Leary selbst wird das Thema der Intelligenz weitaus weniger differenziert dargestellt. Er spricht lediglich von *Contelligence* und entsprechenden Reizen.)

Live Extension (LE)

Leary proklamiert das unendliche Leben menschlicher Individuen. Seine hierbei propagierte Verknüpfung von Psychonautik und Astronautik, von Mensch und Maschine, erscheint aus Sicht der DRACO-Stiftung allerdings höchst fragwürdig. Auch sieht die DRACO-Stiftung auf irdischer Basis keinerlei Unsterblichkeit vor, da das hier bestimmende Medizinrad samt seines nördlichen Viertels der Nacht, des Winters oder des Todes als notwendig und gegeben erscheint, um jüngeren, vitaleren Lebensformen Platz zu schaffen. Alle irdischen Medizinräder kennen integral sowohl die aufsteigende Bewegung des Werdens als auch die absteigende Bewegung des Vergehens als not-wendig und unabwendbar an. Ewiges Leben kann aus unserer Sicht daher nicht auf Erden verwirklicht werden.

Eine natürliche, gesunde Lebensspanne beträgt unseres Erachtens dennoch rund 800 Jahre, also das 10fache des heutigen Durchschnittsmenschen. Das Alter des ältesten in der Bibel genannten Menschen, Methusalem, wird mit 969 Jahren angegeben. Warum sollte uns die Bibel hierüber belügen wollen? Wir erachten eine derartige Lebensspanne auf Erden, 1000 Jahre, durchaus als erreichbar, nicht jedoch darüber hinaus.

Möglicherweise versteht Leary die Möglichkeit und Existenz unsterblichen „menschlichen" Lebens jedoch längst nicht mehr auf Erden, sondern losgelöst von jeglicher Schwerkraft im neurologischen, genetischen, atomaren oder subatomaren Bereich des allumfassenden Bewusstseins, welcher bei entsprechender Weiterentwicklung (auch unter Zuhilfenahme jener Wirkstoffe die im Folgenden aufzuzeigen sein werden) von einzelnen menschlichen Individuen erfahr- und programmierbar gemacht werden soll.

Hinzu kommt Learys vages Design zum Erreichen von Unsterblichkeit, von hedonistischen Zeitvehikeln (5. Schaltkreis), bio-elektrischen Computern (6. Schaltkreis), genetischen Cyborgs (7. Schaltkreis) und nuklearen „Nanotechnologie-Menschen" (8. Schaltkreis).

Welche weiteren Gemeinsamkeiten beziehungsweise Unterschiede weisen beide Weltbilder, die Philosophie von Leary und die DRACO-Matrix, weiterhin auf?

- Beide erachten sie den Ursprung des menschlichen Lebens als außerirdisch.

- Beide erachten die Weiterentwicklung des menschlichen Bewusstseins als Schlüssel zur Lösung aller Probleme. Für Leary ist hierbei das Bewusstsein in unserem neurologischen System angesiedelt. Die DRACO-Stiftung hat demgegenüber eine sprichwörtlich universellere Definition von Bewusstsein, welches dieses mit dem kompletten Universum oder Urion (Ur-Ion) gleichsetzt.

- Beide erachten eine Weiterentwicklung des Menschen hin zu höheren Lebensformen als Teil einer vorgezeichneten Entwicklung. Leary spricht von der in unserer DNS verborgenen *„Contelligence"*, einem Kunstwort aus Bewusstsein (*consciousness*) und Intelligenz (*intelligence*). Er sieht eine entsprechende Weiterentwicklung in Wesenheiten, die die komplette Kontrolle über ihre somatischen, neurologischen, genetischen und atomaren Funktionen oder Schaltkreise (hierzu später mehr) übernommen haben. Die DRACO-Stiftung spricht demgegenüber von einem Göttlichen Plan Der Entwicklung (GPDE). Auf die personalen und postpersonalen - noch immer menschlichen - Ränge folgen kosmische Bewusstseinsstufen als Komet, Mond, Planet, Sonne, Zentralsonne oder Galaxie.

- Während Leary sich der wissenschaftlichen Mainstream-Auffassung eines entstehenden menschlichen Lebens auf Erden anschließt (also in etwa: Homo habilis vor 2,5 Mio. Jahren; Homo erectus vor 2 Mio. Jahren, Homo neanderthalensis vor vielleicht 500.000 Jahren, Homo sapiens vor etwa 200.000 Jahren), postuliert die DRACO-Stiftung menschliches Leben bereits zuvor in Form der riesenhaften, ätherischen Uren (Devon bis Perm); späterhin dann der sirianisch-lemurischen Menschen (ab dem Mesozoikum), der plejadisch-atlantischen Menschen (im Tertiär) sowie von aryanisch-hyperboräischen Menschen mit einem ersten Schub vor etwa 450.000 Jahren (da'Aria).

- Ähnlich naiv erscheint uns Learys Auffassung, dass sich der Mensch seit seinem ersten Erscheinen auf Erden ohne weitere Beeinflussung von außerirdischen intelligenten Leben hier ungestört weiter ent-wickelt hätte. Viel wahrscheinlich, aus unserer Sicht bewiesen, ist die Tatsache, dass im weiteren Verlauf der menschlichen Geschichte mehrfach Einschnitte an unserem Erbgut, der DNA, vorgenommen wurden. Dies trifft zu, sowohl auf die Entstehung der ersten Menschenaffen (eine atlantische Kreuzung aus Affen mit lemurischen Menschen vor etwa 10 Mio. Jahren) als auch auf die (ebenfalls atlantische) Kreuzung von Menschenaffen mit Lemuriern vor etwa 5 Mio. Jahren. Das Auftreten des Homo habilis sowie des Homo erectus waren direkte Folgen der zweiten Kreuzung; ebenso wie dessen Nachkommen - beispielsweise der Peking-Mensch, der Java-Mensch (in Asien) oder der Neandertaler (im Nahen Osten und Europa). Späterhin wurden diese Menschen nochmals vor etwa 200.000 Jahren - dieses Mal von nibirunisch-sumerischen Wissenschaftlern mit ihrem eigenen (reptiloiden) Erbgut - zum Homo sapiens veredelt.

- Leary definiert seine ersten vier neuronalen Schaltkreise als „larval".
(Wir würden von „Bürgertum" oder „bürgerlichem Bewusstsein"
sprechen.) Er benennt die larvalen Stufen ferner als
„Raumbewusstsein" im Gegensatz zu den sich anschießenden
„Zeitdimensionen" der fortgeschrittenen Schaltkreise. Er spricht so
von einer „Ethik des Raums" und „einer Ästhetik der Zeit", der
Meisterung des Raums sowie der Dilation und Kontraktion von Zeit.
Im Gegensatz hierzu geht die DRACO-Stiftung von dreizehn
Dimensionen aus, wovon jeweils drei dem Raum und der Zeit
zuzuordnen sind. Neben der Gegenwart, gibt es in der DRACO-
Philosophie die Dimensionen vergangener sowie zukünftiger Zeit,
welche der Kontraktion bzw. Dilation entsprechen/entsprächen.

- Leary sieht in den Genen unserer DNA das vielleicht entscheidende
Momentum steuernder Intelligenz. Sie sind es, die ein Interesse
daran haben, sich fortzupflanzen, zu vervielfältigen, zu entwickeln
und so zu überleben. Letztlich determinieren sie uns und unsere
Handlungen. Davon abgesehen, dass dies von der Epigenetik
heutzutage bestritten wird (siehe: Bruce Lipton), sieht die DRACO-
Stiftung in den *Emphen* (Emotionsträger), *Memen* (Gedankenträger)
und spirituellen *Sylmen* oder *Ionen* ebenso potente Beeinflusser
menschlicher Handlungen. Ob nun *Gene, Emphen, Meme* oder *Ionen*,
sie alle streben danach, im Wettkampf miteinander ihre
Informationen weiterzugeben, wobei ihnen das einzelne Träger-
Individuum letztendlich egal ist.

- Die Geschichte der Menschheit bleibt spannend.

Kommen wir nunmehr zu einer Darstellung von Learys acht (ursprünglich sieben) neurologischen Schaltkreisen, welche in immer mal wieder wechselnden Bezeichnungen seinerseits in etwa wie folgt benannt werden können:

1. bio-vegetativer Überlebensschaltkreis

2. politisch-territorialer Emotions-Bewegungs-Schaltkreis

3. mental-manipulativer (technisch-symbolischer) „Kommunikations"-Schaltkreis

4. sexual-sozialer (kulturell-technologischer) Gesellschafts-Schaltkreis

5. neuro-somatischer (hedonistischer) Entzückungs-Schaltkreis (= Körperbewusstsein)

6. neuro-elektrischer (bio-elektronischer) Ekstase-Schaltkreis (= Nervensystem)

7. neuro-genetischer Schaltkreis (= DNA)

8. neuro-atomarer (nuklearer) Schaltkreis (= Atomkerne)

Ein Vergleich dieser Schaltkreise mit den fünf Körpern der DRACO-Stiftung kommt zu folgendem Ergebnis:

1. Der bio-vegetative Überlebensschaltkreis entsprich in etwa unserem physisch-materiellen Körper.

2. Der politisch-territoriale Gefühls-Bewegungs-Schaltkreis entspricht in etwa unserem emotional-astralen Körper.

3. Der mental-manipulative „Kommunikation"-Schaltkreis entspricht in etwa unserm mental-kognitiven Körper.

4. Der sexual-soziale oder kulturell-technologische Gesellschaftskreislauf würde einem „sozial-soziologischen" Körper entsprechen, den die DRACO-Stiftung so aber nicht kennt.

Die weiteren vier Schaltkreise würden von der DRACO-Stiftung vermutlich in den seelischen Bereichen des mittleren oder hohen Selbstes, beziehungsweise eines energetisch-ionischen oder kosmisch-universellen Körpers, angesiedelt.

Interessanter noch als diese Gegenüberstellung erscheint uns ein Vergleich der acht neurologischen Schaltkreise mit den Bewusstseinsstufen oder „Rängen" der DRACO-Stiftung:

Die beiden ersten Schaltkreise würden dem Bewusstseinsrang eines Wilden oder Kindes (oder Tiers) entsprechen.

Die Schaltkreise drei und vier entsprächen dem (noch immer präpersonalen) Bewusstseinsrang eines Bürgers.

Der fünfte neuro-somatische Schaltkreis entspricht gleichermaßen den (personalen) Rängen eines Kriegers sowie eines Barden - nach der Hippie-Episode.

Der sechste neuro-elektrische Schaltkreis, welcher das Gehirn und Nervensystem umfasst, entspricht den (ebenfalls personalen) Rängen eines Schamanen und Druiden.

Im siebten neuro-genetischen Schaltkreis begeben wir uns bereits in den Bereich der post-personalen Ränge und finden hier gleichermaßen Aufgestiegene Meister, Buddhas und Bodhisattva vor.

Im achten neuro-atomaren Schaltkreis treffen wir dann auf (postpersonale) Gottespropheten und Avatare.

Im Abschluss zu diesen Erörterungen möchte ich Learys Bild der acht Schaltkreise nochmals (unter Einbeziehung des seit 1996 weiterhin fortgeschrittenen globalen Bewusstseins) um einen neunten abschließenden Schaltkreis ergänzen. Die von Timothy Leary benutzten Drogen verhalfen ihm nicht zur göttlichen Erkenntnis. Wir hingegen sind uns sicher, dass es einen weiteren subatomaren oder quantenelektronischen Schaltkreis unterhalb der atomaren Ebene gibt, welchen wir hier als göttlichen Schaltkreis oder göttliches Bewusstsein bezeichnen wollen. Er entspricht den kosmischen Rängen vom Meteoriten bis zum Ur-Ion.

Nochmalige Übersicht und Nummerierung der (nunmehr) neun Schaltkreise und ihrer Bewusstseinsstufen

1. bio-vegetativer Überlebensschaltkreis: Wilder

2. politisch-territorialer Emotions-Bewegungsschaltkreis: Wilder

3. mental-manipulativer (technisch-symbolischer) Kommunikationsschaltkreis: Bürger

4. sexual-sozialer (kulturell-technologischer) Gesellschaftsschaltkreis: Bürger

5. neuro-somatischer (hedonistischer) Entzückungsschaltkreis: Krieger und Barde

6. neuro-elektrischer (bio-elektronischer) Ekstaseschaltkreis: Schamane und Druide

7. neuro-genetischer Schaltkreis: Aufgestiegene Meister und Buddhas/Bodhisattvas

8. neuro-atomarer (nuklearer) Schaltkreis: Gottespropheten und Avatare

9. göttlich-subatomarer Quantenschaltkreis: kosmische Ränge

Als nächstes wollen wir uns der Eingruppierung von neuronalen Wirkstoffen („Drogen") zu den nunmehr neun Schaltkreisen widmen und hierbei entsprechend unserer Erfahrung Learys persönliche Aufzählung ergänzen.

Aufzählung entsprechender Primär-Wirkstoffe

Zu (1.) Thema „Tod und Befreiung": Schlafmohn, **Opiate:** Rohopium, Codein, Morphin, Heroin etc., Benzodiazepine (Valium etc.) und Barbiturate, Liquid (CBT), Schmerzmittel (Aspirin, Ibuprofen, Paracetamol etc.)

Zu (2.) Thema „Wut und Betäubung": **Ethanol** (Alkohol), Amanita (Ibotensäure)

Zu (3.) Thema „Geistesklarheit": **Teein, Koffein, Kokain,** Guarana, Ritalin, Amphetamine: Pep, Speed etc.

Zu (4.) Thema „Herzöffnung": Ecstasy (MDMA), Damiana, Meerträubel (Ephedra), Kakao

Zu (5.) Thema „Kreativität": **Cannabis (THC):** Haschisch und Marihuana etc., Kokablätter, Khat

Zu (6.) Thema „neurologische Vision": **Psylocibin, Peyote/San Pedro (Meskalin),** vermutlich Iboga

Zu (7.) Thema „genetische Prägung": **LSD**

Zu (8.) Thema „bleierne, atomare Schwere": **Ketamin[1],** Aztekensalbei, Nachtschattengewächse: Alraune, Tollkirsche, Bilsenkraut, Stechapfel, Engelstrompete, Tabak (Nikotin) etc.

---

[1] Unseres Erachtens wurde hier Ketamin von Leary nur als Notlösung für einen neu hinzukommenden achten Schaltkreis eingesetzt und gehört als Droge eigentlich in den zweiten Schaltkreis mit der Thematik „Wut und Betäubung".

Zu (9.) Thema „universelles, subatomares Bewusstsein": Dem neunten Schaltkreis ist zweifelsfrei Ayahuasca, die Königin aller bewusstseinserweiterten Drogen, zuzuordnen. Leary hatte mit dieser Deva leider keinerlei Bekanntschaft machen dürfen. DMT ist darüber hinaus in vielen weiteren Gewächsen wie Rispengras oder dem Schilfrohr (Phalaris) etc. anzutreffen.

Eine zehnte Gruppe von Drogen dient lediglich der Zerstörung aller neuronalen Schaltkreise. Hierzu zählen wir u.a. Kleber, Crack, Metaamphetamin (Crystal Meth) und weitere Zombie-Drogen.

Learys eigene Zuordnungen von Wirkstoffen (Drogen) zu den ihnen entsprechenden Schaltkreisen wurden jeweils **fett** gedruckt. Unterstrichen wurden all jene Substanzen (um sich in etwa ein Bild über meinen eigenen Bewusstseinszustand zu machen), mit welchem ich in meinem Leben bereits Erfahrungen sammeln durfte.

Warnung: Bei einigen dieser Drogen überwiegt definitiv ihre Gefährlichkeit! Andere können unter Beachtung von Set (Mindset) und Setting (ritueller Kontext) sowie einer allgemeinen soziologischen Einbettung und Akzeptanz durchaus sinnvoll zur Bewusstseinserweiterung benutzt werden. Hierzu gehören meines Erachtens insbesondere die Wirkstoffe des 5. bis 7. sowie des 9. Schaltkreises! Und doch bleibt zugleich festzustellen, dass jegliche Bewusstseinserweiterung bis hin zur endgültigen Gottesverschmelzung („Erleuchtung") auch einzig und allein mit den von unseren Körpern selbstständig produzierten neuronalen Wirkstoffen erreicht werden kann (beispielsweise die Produktion von DMT in der Zirbeldrüse)!

Die Benutzung von Drogen stellt lediglich eine vom Leben selbst zugelassene Abkürzung dar, wobei andererseits auch immer ein entsprechender Preis hierfür zu bezahlen ist.

P.S.: Mit der Zuordnung der Drogen zu ihren entsprechenden Schaltkreisen wird keinerlei Aussage über deren Wertigkeit (gut/schlecht) noch über deren Wirksamkeit (schwach/stark) getroffen.

Vermutlich handelt es sich bei der forschenden Philosophie Learys ebenso wie bei der DRACO-Matrix um zwei intelligente Lebensformen, die sich „zufällig" auf ihrem Flug durchs All trafen und - dort wo möglich - eine für beide Systeme gewinnbringende neurologische Synthese eingingen[2].

Wir hoffen mit diesem Vergleich und der Verbindung zweier Systeme ein wenig zur allgemeinen Bewusstseinsbildung beigetragend zu haben und freuen uns - wie immer - über sachdienliche Hinweise.

Thorsten Nagel
Nidda, den 25.03.2019

---

[2] Zum Zeitpunkt des Schreibens dieses jetzt als Vorwort verwendeten Essais wurde noch keineswegs an eine intelligente Fusion beider Systeme gedacht.

Einführung

Nach den beiden ausgedehnten Aufsatz-Vorwörtern erfolgt hier nun endlich eine allgemeine Einführung in die <<Fusionierte Intelligenz>> des DRACO-Leary-Systems:

Im Folgenden werden wir eine hoffentlich intelligente Fusion der DRACO-Matrix und der SMI^{2}LE-Philosophie der neurologischen Schaltkreise Timothy Learys vornehmen, um beide Systeme zu einem neuartigen Einzigen zu verschmelzen und sie so in gewisser Weise über sich selbst hinauswachsen zu lassen. Ich denke, dass Tim nichts hiergegen einzuwenden gehabt hätte, sondern im Gegenteil diesen Versuch sicherlich (nachträglich) gutgeheißen wird, entspricht er doch unseren grundlegenden Freiheiten (hier insbesondere der dritten) und dient darüber hinaus dem allgemeinen Bewusstseinswachstum. Im Übrigen drängen mich meine *spirits*, genau diese mentale Fusion - erstmals für die gesamte Menschheit - vorzunehmen! Wir entschlossen uns, den entstehenden Text <<Fusionierte Intelligenz>> zu nennen, denn als nichts Geringeres ward er konzipiert.

Zu seinem tieferen Verständnis wird das Konzept der DRACO-Matrix (die Literatur der DRACO-Veden) vorausgesetzt. Die acht neurologischen Schaltkreise von Leary werden in dieser Schrift (durch mich) nochmals zusammengefasst, hergeleitet und dargestellt. Wo möglich griff ich auf Originalzitate zurück, ohne diese im Einzelnen nochmals zu kennzeichnen. Laut Leary entfaltet sich das menschliche Nervensystem durch acht Reifephasen. Auf jeder Stufe wird ein neuer Schaltkreis des Nervensystems aktiviert und geprägt, mit allen sich daraus ergebenden Konsequenzen.

1. Der bio-vegetative Überlebensschaltkreis vermittelt das Empfangen, Integrieren und Übertragen von neuralen Signalen, die mit zellulärer Gesundheit und vegetativer Sicherheit zu tun haben. Der Schaltkreis steht daher unter dem Motto: Sicherheit - Gefahr.

2. Der politisch-territoriale Emotions-Bewegungs-Schaltkreis vermittelt das Empfangen, Integrieren und Übertragen von neuromuskulären Signalen, die mit Körperbeweglichkeit (Mobilität), Territorialkontrolle (Macht) und dem Vermeiden von Hilfslosigkeit zu tun haben. Er steht unter dem Motto: Kampf - Flucht

3. Der mental-manipulative „Kommunikations"-Schaltkreis vermittelt das Empfangen, Integrieren und Übertragen von oral-manuellen Signalen. Er ist stammesgebunden. Sprache, Artefakte, Symbole und Werkszeuge sind Produkte dieses Schaltkreises. Er ist deshalb zudem als technisch-symbolischer Schaltkreis zu bezeichnen.

4. Der sexual-soziale Gesellschafts-Schaltkreis ist schützend-inkorporierend für das Überleben der Spezies zuständig. Er beschäftigt sich daher nicht nur mit der eigenen Sexualität, sondern zugleich mit deren gesellschaftlichen Folgen, dem Gründen von Familien sowie der Aufzucht von Nachkommen. Zugleich ist der Gesellschafts-Schaltkreis als kulturell-technologisch zu bezeichnen, da er auch mit den industriellen Stufen menschlicher Entwicklung, der Fabrik-Kultur, zu tun hat.

Diese vier primären Schaltkreise werden von Leary als „larval" bezeichnet, was dem Etikett der Präpersonalität des Bürgers in der DRACO-Stiftung entspricht. Die eigentliche Metamorphose zum personalen oder postlarvalen „freien" Menschen hat noch nicht stattgefunden. Die nun folgenden vier Schaltkreise dienen laut Leary dazu, somatische (hedonistische), elektronisch-neurale, genetische sowie atomare Informationen zu vermitteln, wie auch dazu, sich post-irdischen Info-Welten anzupassen.

5. Der neuro-somatische Entzückungs-Schaltkreis gilt dem Körperbewusstsein. Auf seiner cyber-somatischen Stufe vermittelt er das Empfangen, Integrieren und Übertragen von unzensierten, sensorisch-somatischen Körpersignalen, um späterhin auch in einer Umgebung von Null-Gravitation (im Weltraum) operieren zu können. Im wirtschaftlichen Kontext würde der 5. Schaltkreis für die Dienstleistungsgesellschaft stehen.[3] Der Entzückungs-Schaltkreis ist einerseits als hedonistisch zu bezeichnen und bereitet andererseits unseren Körper als Zeit-Vehikel und Infosystem vor.

6. Der neuro-elektrische Ekstase-Schaltkreis gilt dem Gehirn-Bewusstsein samt Nervensystem. Er steht zugleich für eine Informationsgesellschaft.[4] Auf seiner cyber-elektrischen Stufe vermittelt er das Empfangen, Integrieren und Übertragen von neuralen Signalen mit der Gleichzeitigkeit und Geschwindigkeit eines unzensierten bioelektrischen Leistungsnetzes. Der Ekstase-Schaltkreis ist somit auch als bio-elektronisch zu bezeichnen und nutzt späterhin das Nervensystem als selbstgebauten Computer.

---

[3] Logische Schlussfolgerung in der Weiterentwicklung von Learys System
[4] Logische Schlussfolgerung in der Weiterentwicklung von Learys System

7. Der neuro-genetische Schaltkreis gilt unserem DNA-Bewusstsein. Auf seiner cyber-genetischen Stufe vermittelt er das Empfangen, Integrieren und Übertragen von RNS-Signalen. Er operiert daher in Spezies-Zeit und macht biologische Unsterblichkeit möglich wie auch die Symbiose mit höheren Lebewesen. Der genetische Code unserer DNA ist als molekulare Intelligenz aufzufassen.

8. Der neuro-atomare Schaltkreis gilt unserem atomaren Bewusstsein. Auf seiner cyber-atomaren Stufe prägt er nukleare und gravitationsbezogene Signale, die die biologische Existenz transzendieren. Nuklear-schwerkraftbezogene Kraftfelder und Nano-Technologie kommen auf diesem Schaltkreis zum Einsatz.

---

9. Im Folgenden werden wir zusätzlich von einem neunten neurologischen Schaltkreis des subatomaren Quantenbewusstseins ausgehen, welche Leary seinerseits noch mit dem achten Schaltkreis vermengte. Diese Verbesserung seiner Forschungsarbeit ist hier bitte zu akzeptieren. Die Acht strebt immer zur Neun.

Die neun Schaltkreise bilden ihre jeweils eigenen Realitäten! Inwieweit wir es bei ihnen mit faktisch-wissenschaftlichen oder eher mit fiktiv-philosophischen Sachverhalten zu tun haben, sollte jeder für sich selbst entscheiden. Unserer Ansicht nach lassen sich diese beiden Pole (faktisch-fiktiv) nicht wirklich voneinander trennen!

P.S.: Wer im Ásatrú bewandert ist, kann hier auch gerne versuchen diese neun Wirklichkeiten zunächst selbstständig den neun Welten unserer Altvorderen zuzuordnen.

- Restliches Inhaltsverzeichnis -

Teil I: GRUNDLAGEN

Was wird die Zukunft bringen?

Interessant für die weitere menschliche Entwicklung sind insbesondere die Schaltkreise 5 - 9. Aus Learys Sicht ergibt sich aus der Erforschung dieser Schaltkreise folgende (zwingende?) Zukunftsperspektive:

5. Cyber-somatischer Entzückungsschaltkreis = Eigene Steuerung des individuellen Körpers, um seine sensuell-somatische Welt zu bewohnen, zu erfahren und zu entwickeln! Der Körper wird (schrittweise?) zum Null-Gravitations-Vehikel bzw. zur Merkaba[5]!

6. Cyber-neuraler Ekstaseschaltkreis = Eigene Steuerung des individuellen Gehirns! Nur das Individuum kann das eigene Nervensystem bedienen. Es wird so zum Empfänger (Transceiver) von bio-elektronischen Signalen in Hochgeschwindigkeit. Individuelles Bewusstsein ist eine mysteriöse, wertvolle und einsame Erfahrung, die auch von den mächtigsten Kollektiven nicht dupliziert werden kann! Dennoch scheinen auf diesem Schaltkreis Telepathie und Cyborg-Fusion nicht nur möglich, sondern sogar wahrscheinlich!

7. Cyber-genetischer Schaltkreis: Steuerung des eigenen DNA-Codes! Symbiotische DNA-Kopplungen mit anderen galaktischen Lebensformen sind möglich!

8. Cyber-atomarer Schaltkreis = Steuerung der Nano-Technologie! Eine Transfusion mit metaphysiologischer Intelligenz ist möglich!

---

[5] Der hier von mir ergänzte Begriff der „Merkaba" stammt ursprünglich aus der jüdischen Mystik und wurde m.E. erstmals von Drunvalo Melchizedek einer breiteren Öffentlichkeit bekannt gemacht.

9. Cyber-subatomarer Schaltkreis = Steuerung des eigenen Quantenbewusstseins! Der Mensch wird wieder zum Schöpfer allen Seins!

Aus Sicht der DRACO-Stiftung würde das Errichten einer rein aus somatischer Beherrschung entstehender Merkaba zur individuellen Beherrschung von Schwerkraft, Raum und Zeit begrüßt. Gleiches gilt für die Telepathie, die sich ohnehin automatisch bei höher entwickelten Bewusstseins-Wesen auftritt. Hinsichtlich einer weiteren menschlich-technologischen Verschmelzung - wie einer neuralen und/oder genetischen Cyborg-Fusion auf den Schaltkreisen 6 und 7 (welche an die Borg aus Raumschiff Enterprise erinnert) oder eine gänzliche Digitalisierung des Menschen und damit entstehende neue Schöpfungsebene (möglicherweise in Schaltkreis 8) - möchte ich mich hier bewusst sehr kritisch äußern. Die symbiotische Verbindung von Mensch und Maschine ist aus unserer Sicht höchst zweifelhafter Natur!

Exo-Psychologie (Zusammenfassung)

In seiner Exo-Psychologie, einem von ihm selbst geprägten Begriff, verkündet Leary u.a. Folgendes:

a) Das Leben auf diesem Planeten ist nicht einzigartig.

b) Der Planet wurde in irgendeiner Weise besät.

c) Die Evolution der verschiedenen Spezies entfaltet sich auf allen biologischen Planeten nach demselben vorherbestimmten Plan.

d) Das Leben wurde angelegt, um von dem Mutterplaneten abzuwandern.

e) Die Zukunft wird große Mutationen hervorbringen.

Auch die konservativste wissenschaftliche Logik führe daher zu hohen Zukunftswahrscheinlichkeiten von:

- einer Die Verbesserung im Gebrauch des Nervensystems

- Möglichkeiten zu genetischem Engineering

- Variationen im Menschheitsstamm
  (aufgrund von Engineering und Abwanderung ins Weltall)

- Außerplanetarischer Kolonisation

Fassen wir in dieser Hinsicht noch einmal die menschliche Geschichte anhand der neuronalen Kreisläufe zusammen:

Menschliche Vergangenheit

1. Gewalt-Revolution
2. Politische Revolution
3. Technologische Revolution
4. Kulturell-sexuelle Revolution

Sodann (Gegenwart):

5. Hedonistische Offenbarung („Körper-Zeit")

Und zukünftig:

6. Elektronische Offenbarung („Gehirn-Zeit")
7. Genetische Offenbarung („DNS-Zeit")
8. Nukleare Offenbarung („Quanten-Zeit")
9. Subatomare Offenbarung („Schöpfer-Zeit")

Die ersten fünf Welten

Die geschichtlichen Ereignisse von 1. bis 5. lassen sich einfach mit den theosophischen Welten er DRACO-Stiftung von Ur bis Sapo in Verbindung bringen:

1. Ur: Die Urgewalt der Uren formte die Erde.

2. Lemuria: Die Polarität der lemurischen Welt, von Yin und Yang, Gut und Böse, führte zu tiefgreifenden politischen und territorialen Veränderungen.

3. Atlantis: Mithilfe ihrer hochentwickelten Technologie der Atlanter unterwarfen die Atlanter Lemuria.

4. Babylon: Babylon brachte die verschiedenen Homo-sapiens-Kulturen hervor.

5. Sapo: Sapo gibt Anlass auch zur körperlichen Freude. Die hedonistischen Hippies waren eine erste Welle der saponischen Befreiung.

Das Entstehen immer neuer Welten wurde durch die Herausbildung weiterer Schaltkreise, wenn schon nicht bedingt, dann doch zumindest gefördert.

Für Leary scheint Realität lediglich als bewusste Wahrnehmung und Deutung neurologischer Geschehnisse zu bestehen, unabhängig ob es sich hierbei um Alltagserleben, Träume, Visionen oder sonst etwas handelt. Dennoch bedarf es so etwas wie morphogenetischer („formverändernder") Felder - auf welcher Schöpfungsebene auch immer - die von unseren äußeren und inneren Sinnen überhaupt erst erfasst und neurologisch umgewandelt werden können. Ohne diese neurologische Erfassung, Speicherung und Weiterleitung von Reizen und Signalen besteht dennoch keinerlei Realität? Wäre das Learys Auffassung gewesen?

Glaubte er, dass mit dem Tode eines Menschen (zunächst somatisch, sodann seines Gehirns, der DNA, anschließend auf atomar-nuklearer und abschließend auf der Quantenebene) dessen Wahrnehmung und Bewusstsein auch wirklich stirbt? Oder können überhaupt nur der physische Körper, das Gehirn und bestenfalls die DNA versterben? Liegt also auf atomarer und subatomarer Ebene nicht ohnehin menschliche („seelische") Unsterblichkeit vor? Ist es nicht so, dass selbst dann, wenn alle bewusst wahrnehmenden (biologischen) Lebewesen im gesamten Universum verstürben, dieses dennoch weiterbestehen würde, da der Schöpfer Urion (*Spirit*) sich weiterhin selbst - gewissermaßen neurologisch - durch seine Atome und Quanten wahrnehmen würde? Wir können hier nur mutmaßen.

Abschließend ist festzustellen, dass nicht nur jeder Schaltkreis seine eigene Realität bildet und eigene Wahrheit kennt, sondern darüber hinaus auch eine eigene Freiheit definiert.

Die neun Freiheiten

1. Die biologische Freiheit das eigene Leben und die eigene Gesundheit zu schützen, wie auch das Einschränken von Handlungen, die das zelluläre Überleben von anderen gefährden. Persönliche Gesundheit. Soziale Gesundheit. Zugriff auf vitale Güter. Ausdruck und Kontrolle von Gewalt.

2. Die territoriale Freiheit den eigenen Lebensraum zu erhalten und sich frei zu bewegen; die Einschränkung des Eindringens in den Lebensraum eines anderen oder die Kontrolle der Mobilität anderer.

3. Die technische Freiheit Werkzeuge herzustellen, zu besitzen und sie zu benutzen wie auch Symbole zu übermitteln. Die Einschränkung, Gewalt zu benutzen, um die Geräte anderer zu nehmen oder ihre Symbolsysteme zu zensieren. Die Freiheit zu denken, was immer man möchte sowie frei seine Meinung zu äußern. Die Einschränkung, die Gedanken und Meinungen anderer ebenfalls tolerieren zu müssen.[6]

4. Die kulturelle Freiheit den eigenen Lebensstil und die sozio-sexuelle Rolle zu wählen. Die Einschränkung sich in das Werbeverhalten, Fortpflanzungsriten und häusliche Sitten anderer einzumischen.

---

[6] Von mir nachgetragene Aspekte der dritten Freiheit

5. Die somatische Freiheit die eigenen Körperfunktionen und den sensorischen Input zu kontrollieren. Die Einschränkung sich in die körperlichen Funktionen und die sensorische Aufnahme eines anderen einzumischen. Die Einschränkung anderen unfreiwillige Stimuli aufzuzwingen. Insbesondere impliziert dies die Freiheit, jegliche Art von Drogen und Nahrung aufzunehmen und jegliche erotische Stimulation heranzuziehen, die man sich wünscht, wie auch die Einschränkung, andere ohne ihre Zustimmung unter Drogen zu setzen, zu quälen oder im erotischen Sinne zu stimulieren.

6. Die neurologische Freiheit das eigene Nervensystem zu expandieren, zu beschleunigen und zu kontrollieren sowie elektronisch zu übermitteln und zu empfangen. Die Freiheit von dem Planeten abzuwandern. Die Einschränkung sich in die Gehirn-Belohnungsprozesse und die neuro-elektrische Umwandlung („transception") anderer einzumischen. Die Einschränkung sich in außerplanetarische Pläne anderer einzumischen.

7. Die genetische Freiheit alle Lebensformen zu leben und in symbiotischen Fusionen aufzugehen. Die Einschränkung von Handlungen, die die Evolution anderer Lebensformen gefährden. Insbesondere impliziert diese Freiheit, genetische Forschung zu betreiben, um die eigene Evolution und Symbiose zu erleichtern. Und die Einschränkung, durch genetische Forschung andere Lebensformen zu verletzen, manipulieren, zu versklaven oder auszulöschen. [7]

---

[7] Wenn ich Leary hier recht verstehe so beinhaltet die genetische Freiheit nicht, andere Lebewesen gegen deren Willen genetisch zu verändern!

8. Die nukleare Freiheit aller (physisch-materieller) Lebensformen, die Fusion mit metaphysischer Intelligenz zu erreichen sowie Atomforschung zu betreiben. Die Einschränkung von Handlungen, die nukleare Energie nutzen, um das Leben oder die Evolution anderer Lebewesen zu bedrohen.[8]

9. Die subatomare Quantenfreiheit eine Welt nach seinen eigenen Vorstellungen und Bedürfnissen zu gestalten. Die Einschränkung die grundlegenden Freiheitsrechte aller Menschen nicht zu verletzen.[9]

Ich denke, dass sich von diesen neun Freiheiten gerade auch in und für unsere heutige Zeit viel lernen lässt!

---

[8] Die Sinnhaftigkeit auch einer „friedlichen" nuklearen Nutzung müsste aufgrund ihrer lebensbedrohenden, langlebigen, radioaktiven Abfallprodukte erst noch bewiesen werden.
[9] Eigener Nachtrag

Neungliedrige Schöpfung

Nach all unseren Erfahrungen und unserem Wissen müssen wir von der Existenz eines Gottwesens ausgehen, dass gleichermaßen als *Spirit* oder Universum bezeichnet werden könnte. Im Potential des menschlichen Seins sind wir eins mit IHM, waren es immer und werden es immer sein: Ewiges Sein (sat), Bewusstsein (chit) und Glückseligkeit (ananda). Und dies sind nicht nur Worte, sondern im erleuchteten Zustand erfahrbare (und von mir erfahrene) Tatsachen.

Davon abgesehen gibt es jedoch auch noch folgende vier weitere Schöpfungswelten, mit denen wir irgendwie zurechtkommen müssen: die physisch-materielle, emotional-astrale, mental-symbolisch sowie die ionisch-energetische Schöpfung.

Die Erscheinung des Menschen ist an die Erde gekoppelt. Menschenähnliche Wesen auf anderen Planeten nennen wir „humanoid". Der Mensch und alle Humanoiden haben Anteil an allen vier Schöpfungswelten.

Welche Dinge/Wesen gibt es und welche Wesen sind an welche Schöpfungswelten gekoppelt?

Die Beantwortung der obigen Frage verlangt eine profunde Erkenntnis des Wesens aller Dinge und kann daher hier nur geschätzt und nicht abschließend behandelt werden.

Leblose Gegenstände („Dinge"): nur physisch-materielle Welt (Manchen Gegenständen wohnt darüber hinaus ein Geist inne!)

Inkarnierte Menschen: alle vier Schöpfungswelten

Nicht inkarnierte Menschen („Enkel und Ahnen"): nur emotional-astrale Welt

Geistige Elementale: nur mentale Welt

Krafttiere oder Geistführer: nur ionisch-energetische Welt

Grundelemente (Feuer, Luft, Wasser, Erde): physisch-materiell sowie emotional-astral

Elementarwesen (Salamander, Sylphen, Nixen, Gnomen): nur ionisch-energetische Welt

Persönl. Elementarwesen (Zwerge, Elfen, Feen, Kobolde, Trolle etc.): nur ion.-energet. Welt

Fabelwesen (Drachen, Einhörner, Donnervögel etc.): nur ionisch-energetische Welt

Mineralien, Pflanzen und Tiere: wie Menschen
(Merke: Es gibt sowohl inkarnierte als auch nicht inkarnierte Mineralien!

Reichshüterreiche (Titane, Devas, Dschinne und Engel): nur ionisch-energetische Welt

Spirit-Reiche (Geister, Götter etc.): nur ionisch-energetische Welt

Darüber hinaus erscheinen alle diese Wesen emotional sowie mental insofern sie von einem Menschen gefühlt oder gedacht werden! Die Übergänge von einer Lebensform in die andere scheinen also fließend zu sein.

Da die ionisch-energetische Welt in einer fusionierten Intelligenz gleichermaßen den soziologischen, somatischen, neurologischen, genetischen und atomaren Schaltkreisen oder Körpern entspricht, kann man hier schlussfolgern, dass Erscheinungen wie die Elementar- und Fabelwesen oder die Geister und Götter der Spirit-Reiche als morphogenetische Felder auf einer oder mehreren der genannten Ebenen vorkommen. Sodann werden sie von uns neurologisch erfasst und gedeutet.

Die Schöpfungswelten 1 bis 3 entsprechen den ersten drei von insgesamt neun neurologischen Schaltkreisen, an welche der Mensch in seinem vollen Potential angebunden ist.

1. Schaltkreis: bio-vegetativ = physisch-materielle Schöpfung
2. Schaltkreis: politisch-territorial = emotional-astrale Schöpfung
3. Schalkreis: mental-manipulativ = mental-symbolische Schöpfung

Die vierte Schöpfungswelt gliedert sich in die Schaltkreise 4 bis 9.

4. Schaltkreis: sexual-sozial
5. Schaltkreis: neuro-somatisch
6. Schaltkreis: neuro-elektrisch
7. Schaltkreis: neuro-genetisch
8. Schaltkreis: neuro-atomar
9. Schaltkreis: göttlich-subatomar

Diese sechs Schaltkreise werden somit in ihrer Gesamtheit der ionisch-energetischen Schöpfungswelt zugeordnet.

In der DRACO-Matrix werden entsprechend den vier Schöpfungswelten und der ungeschöpften Schöpferwelt („Potential") fünf menschliche Körper beziehungsweise Kessel mit jeweils zwei Chakren unterschieden und den fünf Zeitaltern („Welten") in ihrer Ent-faltung zugeordnet. Dies lässt sich wie folgt in einer zweigliedrigen Tabelle (DinA5) darstellen:

Schöpfungswelt	Körper	Kessel
Physisch-materiell	Physischer Leib	Bauchkessel
Emotional-astral	Astralkörper	Herzkessel
Mental-symbolisch	Mentalkörper	Kopfkessel
Ionisch-energetisch	Mittleres Selbst („Seele")	Seelenkessel
Schöpferwelt in ihrem Ursprung („Potential")	Hohes Selbst („Sein")	Universeller Kosmoskessel

Kessel	Chakren	Zeitalter
Bauchkessel	Basischakra Bauchchakra	Ur
Herzkessel	Solar Plexus Herzchakra	Lemuria
Kopfkessel	Halschakra Drittes Auge	Atlantis
Seelenkessel	Scheitelchakra Seelenchakra	Babylon
Universeller Kosmoskessel	EINHEIT	SAPO (= Spirituelle Anarchie Pazifistisch Organisiert)

So weit, so gut. Die Problematik beginnt nun, da versucht wird die vier Körper und/oder Kessel mit ihren jeweiligen Chakren den acht (bzw. neun) neurologischen Schaltkreisen Learys anzupassen. Hier beginnt zugleich die eigentliche Kernfusion beider Systeme, sprich der DRACO-Matrix und den Darstellungen Learys!

Eine 13stufige menschliche Entwicklung

Während sich Bauch-, Herz- und Kopfkessel noch einfach - wie bereits die entsprechenden Schöpfungswelten - den Schaltkreisen 1 bis 3 anpassen lassen (oder umgekehrt diese den entsprechenden Kesseln), so erscheint es nunmehr sinnvoll den kompletten Bereich unseres mittleren Selbstes, sprich: unserer Seele, auf die Schaltkreise 4 bis 8 zu verteilen und sodann das Hohe Selbst (oder den universellen Kosmoskessel) dem abschließenden göttlich-subatomaren, neunten Schaltkreis zuzuordnen! Wir gelangen zu folgender Aufteilung:

1. Schaltkreis: Bauchkessel
2. Schaltkreis: Herzkessel
3. Schaltkreis: Kopfkessel
4. bis 8. Schaltkreis: Seelenkessel
9. Schaltkreis: Kosmoskessel

Zu einer weiteren Vereinheitlichung beider Systeme wird im Folgenden die menschliche Seele bzw. der Seelenkessel („absteigend") in folgende fünf Unterkessel gegliedert:

- soziologischer Körper mit Scheitel- und Seelenchakra
- somatischer Körper
- neurologischer Körper
- genetischer Körper
- atomarer Körper

Logischerweise ergibt sich folgende Zuordnung unserer fünf „neuen Körper" zu den entsprechenden Schaltkreisen:

Sexual-sozialer Schaltkreis: soziologischer Körper
Neuro-somatischer Schaltkreis: somatischer Körper
Neuro-elektrischer Schaltkreis: neurologischer Körper
Neuro-genetischer Schaltkreis: genetischer Körper
Neuro-atomarer Schaltkreis: atomarer Körper

Das Hohe Selbst des Seins (des Menschen), sein Kosmoskessel, wird dem göttlich-subatomaren Schaltkreis der EINHEIT zugeordnet, welchen Leary selbst (laut T.C. Boyle) nicht erfahren durfte:

Göttlich-subatomarer Schaltkreis: Hohes Selbst oder subatomarer Kosmoskessel/-körper.

Interessanterweise stehen die Schaltkreise 1 und 5, 2 und 6 sowie 3 und 7 in Relation zueinander:

- Die Schaltkreise 1 und 5 sind physischer Art: Der 1. Schaltkreis dient dem bloßen biologischen Überleben, der 5. einem ganzheitlichen hedonistischen Körperbewusstsein bis hin zur Entwicklung unseres Körpers als Zeit-Vehikel oder Infosystem, sprich: einer Merkaba!

- Die Schaltkreise 2 und 6 sind emotionaler Art: Die lebensnotwendigen Emotionen des 2. Schaltkreis können im 6. Ekstaseschaltkreis gelöscht, geändert und selbst programmiert/geprägt werden. Das Nervensystem wird zu einem selbstgebauten (astralen) Computer. Inwieweit im 6. Schaltkreis auch eine von Leary so benannte Cyborg-Fusion für die menschliche Entwicklung hilfreich sein mag, bleibt - wie bereits gesagt - dahingestellt!

- Die Schaltkreise 3 und 7 sind mentaler Art: Die mental-manipulative Intelligenz des 3. Schaltkreis weicht dem genetischen Code unserer DNA als größerer, molekularer Intelligenz. Symbiotische DNA-Kopplungen mit anderen galaktischen Lebensformen werden möglich!

Abschließend ergibt sich in dieser Darstellung eine 13-stufige menschliche Entwicklung:

1. Physisch-materielle Schöpfung - Bio-vegetativer Schaltkreis - Basischakra
2. Physisch-materielle Schöpfung - Bio-vegetativer Schaltkreis - Bauchchakra
3. Emotional-astrale Schöpfung - Politisch-territorialer Schaltkreis - Solar Plexus
4. Emotional-astrale Schöpfung - Politisch-territorialer Schaltkreis - Herzchakra
5. Mental-symbolische Schöpfung - Mental-manipulativer Schaltkreis - Halschakra
6. Mental-symbolische Schöpfung - Mental-manipulativer Schaltkreis - Drittes Auge
7. Ionisch-energetische Schöpfung - Sexual-sozialer Schaltkreis - Scheitelchakra
8. Ionisch-energetische Schöpfung - Sexual-sozialer Schaltkreis - Seelenchakra

9. Ionisch-energetische Schöpfung - Neuro-somatischer Schaltkreis - somatischer Körper
10. Ionisch-energetische Schöpfung - Neuro-elektrischer Schaltkreis - neurologischer Körper
11. Ionisch-energetische Schöpfung - Neuro-genetischer Schaltkreis - genetischer Körper
12. Ionisch-energetische Schöpfung - Neuro-atomarer Schaltkreis - atomarer Körper

13. Schöpferwelt - Göttlich-subatomarer Schaltkreis - Hohes Selbst

Wir können diese 13 Stufen auch vereinfachend bezeichnen als:

1. Erdung
2. Verdauung
3. Aktivierung der inneren Sonne
4. Empathie
5. Selbstausdruck
6. Geistige Gesamtschau und Technik
7. Intuitive Gesellschaftsbildung
8. Erleuchtete Kultur
9. Ganzheitlich-hedonistisches Körperbewusstsein
10. Neurologisches Bewusstsein
11. Genetisches Bewusstsein
12. Atomares Bewusstsein
13. Quantenbewusstsein

Fusionsstufen und Dimensionen

Eine 13stufige menschliche Entwicklung kann den 13 Dimensionen der DRACO-Matrix gegenübergestellt werden:

Drei Raum-dimensionen ("Großvater Raum")	1. Dimension = Höhe	Eindimensionales Dasein
	2. Dimension = Länge	Zweidimensionales Dasein
	3. Dimension = Breite	Dreidimensionales Dasein
Drei Zeit-dimensionen ("Großmutter Zeit")	4. Dimension = Gegenwart	Vierdimensionales Dasein
	5. Dimension = Vergangenheit	Vierdimensionales Dasein
	6. Dimension = Zukunft	Vierdimensionales Dasein
Vier Schöpfer-dimensionen ("Innere Regungen")	7. Dimension = sinnlich-körperliche Empfindungen	Fünfdimensionales Dasein
	8. Dimension = Gefühlsdimension	Sechsdimensionales Dasein
	9. Dimension = mentales Seelenbuch	Siebendimensionales Dasein
	10. Dimension = ionisches Seelenwissen	Achtdimensionales Dasein
Drei Schicksals-dimensionen	11. Dimension = Urd	Neundimensionales Dasein
	12. Dimension = Verdandi	Neundimensionales Dasein
	13. Dimension = Skuld	Neundimensionales Dasein

<u>Insofern entspricht die 13stufige menschliche Entwicklung</u>
<u>folgenden Bewusstseinsrängen der DRACO-Matrix:</u>

1. Fusionsstufe: Wilder/Kind - erste Raumdimension
2. Fusionsstufe: Wilder/Kind - zweite Raumdimension
3. Fusionsstufe: Wilder/Kind - dritte Raumdimension
4. Fusionsstufe: Wilder/Kind - erste Zeitdimension
5. Fusionsstufe: Bürger - zweite Zeitdimension
6. Fusionsstufe: Bürger - dritte Zeitdimension
7. Fusionsstufe: Bürger - Wahrnehmung und Empfindungen
8. Fusionsstufe: Bürger - Emotionen und Gefühle
9. Fusionsstufe: Krieger und Barde - Ideen und Gedanken
10. Fusionsstufe: Schamane und Druide - Erfahrung und Intuition
11. Fusionsstufe: Aufg. Meister und Buddha/Bodhisattva - erste Schicksalsdimension
12. Fusionsstufe: Gottesprophet und Avatar - zweite Schicksalsdimension
13. Fusionsstufe: kosmische Ränge - dritte Schicksalsdimension

Auf dem Weg zu eine 17stufigen Einteilung

Wenn von uns die Doppelbesetzung von Bewusstseinsrängen auf den Fusionsstufen 9 bis 12 aufgehoben wird, ergeben sich folgende Unterstufen:

9a: Krieger
9b: Barde
10a: Schamane
10b: Druide
11a: Aufgestiegener Meister
11b: Buddha/Bodhisattva
12a: Gottesprophet
12b: Avatar

Gemäß diesen Untergliederungen können insgesamt also 17 Fusionsstufen menschlicher Entwicklung unterschieden werden!

Auf dem Weg zu einer 33stufigen Einteilung

An dieser Stelle werden die Fusionsstufen der Krieger, Barden, Schamanen und Druiden gemäß den Lehren der DRACO-Stiftung um weitere Untergliederungen ergänzt:

Krieger:
    der für sich Sorgende
    der auch für andere Sorgende
    der sich zum Wohle aller Einbringende

Barde:
    der Weisheit Erlangende
    der Form Verändernde
    der aus Gefühlen Kunst Schaffende

Schamane:
    der für sich Reisende (der sich selbst Heilende)
    der auch für andere Reisende (der andere Heilende)
    der als Schamane Lebende

Druide:
    der das Wissen Strukturierende
    der den Kreis Hütende
    das Tor zur Erleuchtung

Des Weiteren sollen die kosmischen Ränge in Komet, Mond, Planet, Sonne, Sonnensystem, Zentralsonne, Galaxie, Zentralgalaxie und Universum aufgliedert werden.

Die 33 Entwicklungsstufen des menschlich-humanoiden Reichs

0. DNA-Aussamung

1. Erdung
Auf Stufe 1/33 wurzelt die menschliche DNA bereits in Mutter Erde.

2. Verdauung
Auf Stufe 2/33 wurde der physische Körper oder 1. Schaltkreis vollendet.

3. Aktivierung der inneren Sonne
Sirianer aus dem Sonnensystem Sirius B leisten menschliche Entwicklungshilfe.

4. Empathie
Der emotionale Körper oder zweite Schaltkreis wurde vollendet. Stand von Lemuria.

5. Selbstausdruck
Die atlantische Selbsterkenntnis und das atlantische Stammesleben nehmen ihren Anfang. Werkzeugherstellung und -gebrauch florieren. Die großen Symbolsysteme entstehen.

6. Geistige Gesamtschau und Technik
Auf Stufe 6/33 wurde der mentale Körper oder dritte Schaltkreis vollendet. Der Mensch befindet sich im Rang eines aufgeklärten Bürgers. Atlantis ist auf seinem Höhepunkt angelangt und versinkt wieder in den Fluten. Hybris.

7. Intuitive Gesellschaftsbildung

Willkommen in Babylon! Wir treten nun in die seelischen Bereiche unserer Entwicklung ein. Auf Stufe 7/33 wird der Mensch allerdings zunächst noch gänzlich von den ihm in der Gesellschaft zubestimmten Rollen beherrscht. Es kommt zu einer differenzierteren Gruppenbildung. Aus Zivilisation und Technik wird Kultur, welche dem Stand des alten Ägyptens entspricht.

8. Erleuchtete Kultur

Auf Stufe 8/33 wurde der vierte Schaltkreis vollendet. Dies entspricht bereits der Nutzungsmöglichkeit des menschlichen Seelenchakras (noch oberhalb des Scheitelchakras), wenn auch noch immer nur knapp einem Viertel des gesamtmenschlichen Potentials. U.a. aufgrund dieser Differenzen wurde auch Babylon (nach Ur, Lemuria und Atlantis) dem Untergang geweiht.

9. der für sich Sorgende

Auf Stufe 9/33, der ersten personalen, kriegerischen Untergliederung, stehen wir am Beginn eines neuen, goldenen Zeitalters: Sapo. Der fünfte Schaltkreis steht nunmehr allen offen. Der für sich Sorgende ist der erste Menschentypus unserer post-larvalen Entwicklung.

10. der auch für andere Sorgende

Wer die Aufgabe meisterte, sich um sich selbst zu kümmern, beginnt damit, auch die anderen auf ihrem Entwicklungsweg zu unterstützen.

11. der sich zum Wohle aller Einbringende

Auf Stufe 11/33 wurde der Stand des vollendeten Kriegers/ der vollendeten Kriegerin erreicht. 33% des menschlichen Potentials wurden freigesetzt.

12. der Weisheit Erlangende

Stufe 12/33, der Weisheit Erlangende, entspricht der ersten von drei bardischen Untergliederung. Der fünfte Entzückungsschaltkreis wurde bereits zur Hälfte durchlebt. Der Bardenlehrling studiert nunmehr die alten Weisheitsschriften.

13. der Form Verändernde

Auf der zweiten bardischen Untergliederung wendet sich der Mensch erneut der Materie zu, um sie dem bestmöglichen Wohle aller entsprechend zu veredeln.

14. der aus Gefühlen Kunst Schaffende

Die höchste und abschließende Kunst des Barden ist es, aus Gefühlen Kunst zu schaffen. Der Entzückungskreislauf wurde jetzt komplett durchlaufen.

15. der für sich Reisende (der sich selbst Heilende)

Auf Stufe 15/33 folgt der zweite personale Rang des Schamanen in seiner ersten Untergliederung. 46% des menschlichen Potentials wurden bereits erreicht. Zugleich treten wir in den 6. Schaltkreis der Ekstase ein.

16. der auch für andere Reisende (der andere Heilende)

Sobald es dem schamanisch Tätigen gelang, sich selbst ganzheitlich zu heilen, wendet er sich mit seiner Heilkunst auch anderen zu.

17. der als Schamane Lebende

Sobald der schamanisch Tätige gänzlich seinem Leben als Schamane hingibt, gilt auch die Stufe 17/33 als gemeistert.

18. der das Wissen Strukturierende

Der das Wissen Strukturierende Druidenlehrling verfügt bereits über 58% des gesamtmenschlichen Entwicklungspotentials.

19. der den Kreis Hütende

Auf Stufe 19/33 wird aus dem das Wissen Strukturierenden ein druidischer Kreishüter.

20. das Tor zur Erleuchtung

Das Tor zur Erleuchtung gilt als abschließende druidische Untergliederung. Zugleich enden hier mit der Stufe 20/33 die personalen Ränge ebenso wie der 6. Schaltkreis.

21. Aufgestiegener Meister

Auf Stufe 21/33 beginnen die vier postpersonalen Ränge des 7. genetischen Schaltkreises. Bewusste Veränderungen unserer DNA werden möglich.

22. Buddha/Bodhisattva

Auf der Entwicklungsstufe 22/33, welcher 67% unseres menschlichen Potentials entsprechen, ist eine Entscheidung zu treffen, ob der Mensch bereits als Buddha in die Einheit (100%) eingehen möchte oder aber es bevorzugt, als Bodhisattva weiterhin den Menschen zu dienen.

23. Gottesprophet

Diese Stufe entspricht einem Jesus Christus oder aber 70% des menschlichen Entwicklungspotentials. Selbst Jesus - wenn auch erleuchtet - war noch immer ein Mensch mit all seinen Fehlern und Schwächen. Dies gilt es anzuerkennen.

24. Avatar

Auf Stufe 24/33 enden die menschlichen Ränge, wenn sich späterhin auch die menschliche Entwicklung sich in den kosmischen Rängen noch weiter zu entfalten mag. Wir treffen hier auf den Avatar, eine direkte Inkarnation des Göttlichen. Er beschließt gleichermaßen die post-personalen Ränge wie den 7. genetischen Schaltkreis.

25. Komet

Auf Stufe 25/33 folgt mit dem Kometen der erste kosmische Rang, der wiederum der ersten Stufe eines bewusst gesteuerten atomaren Schaltkreises entspricht. Wir haben 76% unseres Potentials verwirklicht.

26. Mond

Stufe 26/33 entspricht dem Entwicklungsstand von Großmutter Mond.

27. Planet

Stufe 27/33 entspricht dem Entwicklungsstand von Mutter Erde. Er umfasst 82% des menschlichen Potentials.

28. Sonne

Stufe 28/33 entspricht dem Entwicklungsstand von Vater Sonne. Es folgen nunmehr die kosmisch-atomaren Entwicklungsränge als Sonnensystem, Zentralsonne, Galaxie und Zentralgalaxie.

29. Sonnensystem
30. Zentralsonne
31. Galaxie
32. Zentralgalaxie

33. Universum

Auf Stufe 33/33 wurde der Mensch auf allen Ebenen erneut zum Gottwesen. Der abschließende neunte Schaltkreis wurde erreicht; der universelle Kosmoskessel verwirklicht. 100%. Game over!

Letztendlich bleibt es jedem/jeder freigestellt, ob und mit welchem der in diesem Büchlein vorgestellten Modelle er/sie arbeiten möchte, um sich selbst und andere zu erkennen und entsprechend zu fördern! Zumindest Ähnliches gilt auch für Kulturen, Gesellschaften, Zeitalter und ganze Welten. Sie alle unterliegen in der einen oder anderen Form den hier dargestellten Ent-wicklungsstufen.

Praktische Erkenntnisse

Welche praktischen Erkenntnisse liefern uns diese Übersichten außer der Erkenntnis, dass einige Zahlen wie die 9, 13, 17 oder 33 schon immer mit besonderer Bedeutung aufgeladen waren?

Nun, die im Mai 2019 stattfindende Konfrontation der DRACO-Matrix mit der forschenden Leary-Philosophie - beide gleichermaßen faktisch sowie fiktional - entsprach für mich einem kurzen, aber heftigen Schock, den es aufzuarbeiten galt. Dies durfte hiermit geschehen. Es entstand etwas gänzlich Neues, was mich letztlich in die Position eines „Meilensteinmenschen" im Sinne von C.G. Jung katapultierte, eines Menschen, der Dinge erforscht und konstruiert, die vorher noch niemals gedacht wurden.

Das Ergebnis der stattgefundenen (intelligenten) Fusion war u.a. die Systeme einer 13, 17 bzw. 33gliedrigen Abfolge vorgefundener menschlicher Entwicklung. Hierbei wurde Leary insbesondere um einen neunten subatomaren Quanten-Schaltkreis ergänzt. Auch einige andere kleinere Verbesserungen wurden vorgenommen.

In der zeitlichen Abfolge des Entstehens der Schaltkreise bzw. der menschlichen Geschichte wurde auf die theosophischen Welten von Ur bis Sapo zurückgegriffen.

Das *mittlere Selbst* der DRACO-Matrix, unsere Seele, wurde im neu entstandenen System in einen soziologischen, somatischen, neurologischen, genetischen sowie atomaren Körper aufgeteilt. Dies war die bisher größte Zerreißprobe für die DRACO-Matrix und bedürfte nach wie vor einer gesonderten Erforschung.

Insgesamt gelang es, beide Systeme zu einem einzigen zu vereinigen, welchem wir den Namen <<Fusionierte Intelligenz>> gaben. Ob und inwieweit eine weitere Verschmelzung des Menschen mit Technologie sinnvoll erscheint, bleibt allerdings weiterhin dahingestellt. Ferner darf die Liebe zu Mutter Erde weiterhin ein unabdingbarer Bestandteil jeglicher menschlichen Philosophie bleiben, selbst wenn wir diese in etwa 500 Mio. Jahren verlassen müssen. Alternativ zur *Space Migration* gibt es ja auch immer noch die Möglichkeit zur einfachen Reinkarnation auf anderen Planeten.

Eine für mich persönlich weitere Erkenntnis der fusionierten Intelligenz war, dass es bei allen Entwicklungsschritten immer auch *Teilqualitäten* der zuvor erreichten Entwicklungsstufen konstant bleiben, dass sich also niemals alles komplett von einem Moment auf den anderen ändert, sondern immer auch Teilbereiche bereits gegebener Realität erhalten bleiben. So ändert sich beispielsweise beim menschlichen Aufstieg das vorherrschende Chakra, aber der Schaltkreis bleibt. Oder der Schaltkreis ändert sich, aber die Schöpfungsebene bleibt etc.

P.S. Eine Beschäftigung mit den weiteren Reichen und Erscheinungsformen wie den vier Grundelementen (Feuer, Luft, Wasser und Erde) sowie ihren Elementarwesen (Salamander, Sylphen, Nixen, Gnomen), den drei Reichen der Mineralien, Pflanzen und Tiere, den vier Reichshüterreiche (Titane, Devas, Dschinne und Engel) sowie des Spirit-Reichen der Geister und Götter etc. erscheint uns im momentanen Stadium unserer Forschungen zu kompliziert. Wir haben und hatten genug mit der Erkenntnis des eigenen menschlichen Reichs zu tun!

Grundsätze einer intelligenten Drogenkultur

- Die meisten unserer Lebensmittel sowie der pflanzlichen Devas kommen von weither und sind somit ursprünglich nicht irdischer Herkunft. (Siehe u.a. Armin Risi.)

- Die Grundthemen der Wirkstoffgruppen stehen immer im Zusammenhang mit dem Motto bzw. der Funktion der entsprechenden Schaltkreise:

1. Schaltkreis: Sicherheit - Gefahr; Drogengrundthema: Tod und Befreiung (Reich der Holle: Helheim)
2. Schaltkreis: Kampf - Flucht; Drogengrundthema: Wut und Betäubung (Reich der Giganten: Jötunheim)
3. Schaltkreis: Sprache und Technik; Drogengrundthema: Geistesklarheit (Reich der Lichtalfen: Ljossalfheim)
4. Schaltkreis: Sexualität und Kultur; Drogengrundthema: Herzöffnung (Reich der Vanen: Vanaheim)
5. Schaltkreis: Ganzkörperbewusstsein; Drogengrundthema: Kreativität (Reich der Menschen: Midgard)
6. Schaltkreis: Gehirn; Drogengrundthema: neurologische Vision
7. Schaltkreis: Genetik: Drogengrundthema: genetische Prägung
8. Schaltkreis: Atomkern; Drogengrundthema: bleierne atomare Schwere/ hypnotische Trance (Reich der Dunkelalfen: Svartalfheim)
9. Schaltkreis: Quantenmechanik; Drogengrundthema: universelles subatomares Bewusstsein (Reich der Asen: Asgard)

- Die Auswahl der genannten Drogen steht lediglich exemplarisch für das gesamte Spektrum mögliche Wirkstoffe, die die entsprechenden Schaltkreise beeinflussen können.

- Die Drogen des jeweils niederen Schaltkreises haben im Allgemeinen ein höheres Suchtpotential als jene des höhergelegenen. Größtes Suchtpotential beispielsweise: Opiate vor Ethanol, Ethanol vor Kokain etc. Merke: Es ist nicht der reine Tabak, welcher süchtig macht, sondern die ihm beigemengten Wirkstoffe niederer Schaltkreise.

- Sodann ist es aber auch möglich, dass Drogen höherer Schaltkreise unsere Abhängigkeit zu Drogen niedrigerer Schaltkreise aufzuheben in der Lage sind, wie beispielsweise Iboga unsere Sucht nach Opiaten.

- Auch innerhalb der jeweiligen Schaltkreise gibt es Drogen mit ganz unterschiedlichen Wirkungen. Darüber hinaus können die Wirkung aller Drogen von Mensch zu Mensch ganz unterschiedlich ausfallen. Hier gilt: Je höher der Schaltkreis, desto unterschiedlicher die Wirkung. Das geringste Wirkungsspektrum haben somit die Opiate, Benzodiazepine und Barbiturate... gefolgt von Alkohol und Amanita (Fliegenpilz) und unseres Erachtens auch Ketamin.

- Sodann gibt es natürlich innerhalb jedes Schaltkreises Wirkstoffe, die diesen wesentlicher stärker beeinflussen/beeinträchtigen als andere!

- Auch eine Unterscheidung in natürliche Lehrerpflanzen und chemische Erzeugnisse sollte meines Erachtens nicht unbeachtet bleiben: Die Herkunft und Geschichte des Wirkstoffes wirken weiterhin durch diesen! Schwierig bleibt die Einordnung von LSD.

- Die meisten Drogen wirken auf mehrere Schaltkreise ein und nicht nur auf einen einzigen wie hier vereinfacht dargestellt!

- Jegliche Art von Bewusstseinszustand kann auch körperintern ohne die Benutzung externer Wirkstoffe erreicht werden. Eine sinnvolle Nutzung von Drogen hingegen beschleunigt die Bewusstseinsentwicklung.

- Set (Mindset), Setting sowie die allgemeine gesellschaftliche Einbettung und Akzeptanz müssen stimmen!

- Es wird hier keinerlei Empfehlung ausgesprochen, Drogen irgendwelcher Art zu nehmen! Die Dosis macht das Gift!

- Es sollte versucht werden, die persönliche Abhängigkeit von Wirkstoffen jedweder Art so gering wie möglich zu halten!

- Nach Möglichkeit sollte die Benutzung von Drogen kulturell oder gar spirituell eingebettet sein!

- Die persönliche Absicht ist wichtig! Sie sollte möglichst rein sein!

- Sollte man Drogen nutzen, ist nicht nur auf deine und ihre Reinheit, sondern im Falle von zeitgleicher Verwendung ihre gegenseitige Wechselwirkung zu beachten!

- Der Zeitpunkt der Einnahme ist wichtig: Vertraust du dir selbst, deinen Mitreisenden, dem Bodenpersonal und der gesamten Situation und Umgebung („Setting"). Falls ja, wünsche ich dir eine gute Reise!

- Ein Restrisiko bleibt immer!

Gedanken zur täglichen Schaltkreispflege

Der erste Schaltkreis zum Thema „Tod und Befreiung" kann wahlweise durch einen gesunden Schlaf oder entsprechende Schlafmittel und Opiate befriedigt werden. Wir präferieren dementsprechend ein sinnvolles, gesundes, tägliches Arbeitspensum, welches zu einem erholsamen Schlaf mit angenehmen Träumen führt. Darüber hinaus sehen wir keinerlei Veranlassung auf den ersten Schaltkreis mittels weiterer Substanzen einzuwirken. Sollten Sie noch immer auf diese zurückgreifen (Opiate, Benzos etc.), so wäre die Arbeit mit Iboga zu empfehlen, um sich von derartigen Süchten zu befreien. Treiben Sie zudem Sport, gehen Sie häufig in die Natur und ernähren Sie sich vernünftig, also vegan, unter Weglassung nicht nur von Fleisch, Milch, Milchprodukten und Eiern sondern auch von Industriezucker und zumindest Weiß- und Weizenmehl. Diese Primärsüchte, von Kindesbeinen an, sind mächtige Verunreiniger Ihres Körpers und Ihrer Seele. Sie sollten zumindest versuchen, Ihren Körper in ein basisches Milieu zu bringen. Der erste Schaltkreis steht mit dem menschlichen Magen und Darm sowie unserer Fähigkeit zu verdauen in Verbindung. Wenn Sie dies lesen, sind Sie aller Wahrscheinlichkeit nach bereits erwachsen und somit selbst für Ihr Wohlergehen verantwortlich. Projizieren Sie daher nicht auf andere, sondern nehmen Sie Ihr Leben wieder in die eigene Hand. Holen Sie sich hierzu Hilfe und Unterstützung, wenn Sie eine solche benötigen.

Während uns der erste Schaltkreis noch mit den Urwelten des Todes, des Schlafs und des Traums verbindet sowie mit einer allgemeinen Übersäuerung konfrontiert, schlägt der zweite Schaltkreis zum Thema „Wut und Betäubung" bereits in dessen Gegenteil um: die grundlegende Entscheidung zu leben und sich zu behaupten wird hier zum Ausdruck gebracht. Leider spiegeln sich unsere guten Absichten nicht in unserer Lebensrealität wider. Es folgen der Griff zur Flasche und/oder das wutentbrannte Berserkertum (beispielsweise mittels Fliegenpilz) unserer Altvorderen, die noch im Krieg mit anderen Clans oder Stämmen lagen. Das kollektive Erbrechen beginnt. Der zweite Schaltkreis verläuft über die Leber und Galle. Anders als mit den Schlaf- und Schmerzmitteln des ersten Schaltkreises, zu deren Verwendung wir nur in absoluten Ausnahmefällen raten, kann ein gesunder, basischer Mensch allerdings durchaus mit den bewusstseinseinengenden Substanzen des zweiten Schaltkreises in eine vernünftige Verbindung treten. Dennoch haben diese Substanzen, also sowohl Alkohol als auch Amanita (und unseres Erachtens ebenfalls Ketamin), die unangenehme Eigenschaft, dass sie uns ihrerseits benutzen und ihrem Willen unterwerfen wollen. Vorsicht bleibt daher immer angeraten und wir denken, dass - so wie die außerirdischen Devas des sechsten Schaltkreises stärker sind als die erdverbundenen Wesen des ersten Schaltkreises - insbesondere das unbeschreibliche Mutterkorn (LSD) des siebten Schaltkreises in der Lage ist, die Süchte des machthungrigen zweiten Schaltkreises - also insbesondere die Alkoholsucht - zu überwinden. Der allgemeine Tunnelblick wird erneut geweitet.

Auch der dritte Schaltkreis „Geistesklarheit" bietet gleichermaßen Nutzen und Gefahren. Es geht hierin um Konzentration und Wachheit. Diese *Qualitäten* sind gut und notwendig, wenn auch nur in einem bestimmten Rahmen, da die primären Bedürfnisse unseres ersten Schaltkreises nach Schlaf und Erholung ebenfalls berücksichtigt werden müssen, sollen sie nicht ihrerseits einen heftigen Tribut fordern. Die Substanzen des dritten Schaltkreises wie Amphetamine, Guarana, Koffein, Koffein, Kokain oder auch Ritalin sollten daher unseres Erachtens nach streng limitiert und an persönliche Erfordernisse und insbesondere auch Konstitutionen angepasst werden. Von einem regelmäßigen Gebrauch dieser Wirkstoffe wird dennoch - trotz allem augenscheinlichen Nutzen - in jedem Fall abgeraten! Körper und Geist dürfen nicht langfristig ausgebeutet und überstrapaziert werden. Auch bei verhaltensauffälligen Jugendlichen sind mittelfristig andere Wege als die Verschreibung und Einnahme von Ritalin zu finden! Wir halten die Suche nach alternativen Lebensmodellen für essentiell, um einem Missbrauch dieser Substanz vorzubeugen. Ähnliches gilt für die Benutzung von Kokain insbesondere in den gehobenen Gesellschaftsschichten. Es muss auch anders gehen! In der Logik unserer fusionierten Intelligenz stehen die Reinigungsorgane von Milz und Nieren mit dem dritten Schaltkreis in Verbindung. Diese Zuordnung müsste gegebenenfalls noch einmal durch einen Mediziner überprüft werden. Auch wenn ich mich selbst nicht immer daran halte, so finde ich doch, dass ein guter Liter schwarzer Tee oder zwei Tassen Kaffee ausreichend für einen Tag sein sollten. Die Benutzung von Amphetaminen wird von mir ebenso kritisch gesehen. Abhilfe bei Missbrauch (beispielsweise von Pep oder Speed) müssten nach der Logik dieser Aufstellung Experimente mit Aztekensalbei oder den Nachtschattengewächsen des achten Schaltkreises bringen.

Im Gegensatz zu den betäubenden Drogen des zweiten Schaltkreises erfolgt im dritten bereits eine erste geistige Öffnung.

Der vierte Schalkreis „Herzöffnung" steht zweifelsfrei mit dem menschlichen Herz und unserer Befähigung zu Empathie in Verbindung. Ab hier wird der vom System erklärte „Krieg gegen Drogen" zu einem „Krieg gegen das menschliche Bewusstsein". Systemdrogen wie Crack, Crystal Meth, Heroin, Aspirin, Alkohol, Kokain oder Ritalin werden im vierten Schaltkreis durch menschenfreundliche Substanzen wie Damiana, Ephedra oder Kakao abgelöst. Die Mehrheit von ihnen ist leider verboten! Unsere Empfehlung ist es, herzöffnende Substanzen immer in rituellem Umgang einzusetzen, ohne es dabei mit deren Anwendung zu übertreiben.

Der fünfte Schaltkreis „Kreativität" wird der Lunge und den Bronchien zugeordnet, was dem Rauchen von Cannabis entspricht. Bei eintretender Abstumpfung gegen THC sollte zur weiteren kreativen Entwicklung auf schamanische Reisen zurückgegriffen werden. Das individuelle Menschenrecht auf Nutzung aller natürlichen, bewusstseinserweiternden Substanzen muss auf jeden Fall gewahrt werden! Der Kampf hierfür beginnt spätestens im fünften Schaltkreis. Andere Drogen, die von uns diesem Schaltkreis zugeordnet wurden, sind Kokablätter und Khat.

Der sechste Schaltkreis „neurologische Vision" steht mit unserem Nervensystem und Gehirn in Verbindung. Er wird durch so wertvolle Lehrerpflanzen wie Psylocibin, Meskalin oder Iboga aktiviert. Meiner Erfahrung nach ist - neben entsprechendem Set und Setting - Vorsicht lediglich dahingehend geboten, dass die Wirkstoffe des sechsten Schaltkreises dazu tendieren, uns von unseren sozialen Verpflichtungen abzuhalten.

Der siebte Schaltkreis „genetische Prägung" steht möglicherweise mit unserer Thymusdrüse in Verbindung. Dies ist zunächst jedoch lediglich eine Vermutung. Aufgrund der durchschlagenden Wirkungen von LSD sollte die Anzahl entsprechender Erfahrungen in einem menschlichen Leben meines Erachtens nach nicht die Anzahl der Finger einer Hand oder bestenfalls beider Hände übersteigen. Mit dieser Substanz erfahrenere Psychonauten als ich es bin, würden mir hierbei jedoch möglicherweise widersprechen.

Der achte Schaltkreis „atomare Schwere" ist meines Erachtens nach der Schilddrüse zuzuordnen. Der Gebrauch von Nachtschattengewächsen zur seelischen Reise ist jedoch alleine wegen ihrer schweren Dosierbarkeit nur mit Vorsicht zu genießen. Deshalb empfehle ich persönlich anstelle der massiven und schwer kontrollierbaren Wirkstoffe der Nachtschattengewächse auch lediglich regelmäßig Meditationen zu einer ausreichenden Aktivierung des achten Schaltkreises. Darüber hinaus halte ich allerdings Behandlungsversuche von Schilddrüsenerkrankungen wie Hashimoto oder Morbus Basedow mit Nachtschattengewächsen für durchaus erfolgsversprechend.

Der abschließende neunte Schaltkreis „universelles Bewusstsein" basiert auf DMT (Dimethyltryptamin), welches auch als Gottesmolekül bezeichnet wird. Dieses wird in unserer Zirbeldrüse selbst hergestellt. Trotz meiner großen Ehrfurcht vor Ayahuasca und seiner Heilerfolge (gemeinsam mit dem DMT-Träger Chacruna) bin ich doch der Meinung, dass sich lediglich durch den Konsum von MAO-Hemmern (wie der Steppenraute), die den Abbau des körpereigenen Halluzinogens DMT verlangsamen, ähnliche - wenn nicht noch nachhaltigere - Ergebnisse erzielen lassen. Nebenbei wird der Abbau von Neurotransmittern wie Dopamin, Noradrenalin oder Serotonin blockiert, was im Allgemeinen zu großen Glücksgefühlen führt.

Die Verwendung von tierischem DMT (hier: 5MeoDMT des Frosches Bufo Alvarius) wird von mir hingegen instinktiv abgelehnt. Irgendetwas in mir sagt mir, dass dieser mit tierischem Leid verbundene Weg nicht der richtige zur Erleuchtung sein kann, auch wenn andere noch so darauf schwören mögen. Persönliche Erfahrungen mit Bufo Alvarius liegen entsprechend nicht vor.

Nachklang: Drogennutzung hängt mit anderen Themen wie Wahrnehmung, Realitätsaufbau, Musik, Sexualität oder Naturspiritualität eng zusammen uns ist für mich eines der interessantesten Themen überhaupt. Wie das tägliche Atmen sind Drogen aus dem Leben der meisten Menschen nicht hinwegzudenken (Weizenmehl, Zucker, Tabak, Alkohol, Kaffee, Schokolade...). Darüber hinaus bescheren sie uns allerlei Annehmlichkeiten und begleiten die Menschheit seit ihrer Existenz. Insbesondere die bewusstseinserweiternden Lehrerpflanzen der höheren Schaltkreise zählen zu den wichtigsten *Verbündeten* menschlichen Daseins auf Erden.

Dennoch besteht auch ein nicht gerades geringes Gefahrenpotential vieler Substanzen, weshalb man diese Thematik immer möglichst differenziert und aus verschiedenen Blickwinkeln betrachten sollte. Drogen sind das Leben. Alles ist Droge. Dies zu vermitteln wäre die Aufgabe einer wirklichen Drogenberatung! Abhängigkeiten sind natürlich zu vermeiden. Trotzdem kann festgehalten werden, dass die deutsche und wohl auch internationale Drogenpolitik nicht nur als gescheitert, sondern sogar als menschenverachtend angesehen werden muss. Sie fördert u.a. die weltweite Kriminalität, Entstehung von Banden und Geldwäsche. Nicht zuletzt ist die aktuelle Drogenpolitik für eine große Anzahl von Drogentoten verantwortlich, da die Konsumenten so gezwungen wurden auf verunreinigte Schwarzmarkt-Substanzen zurückzugreifen. Hinzu kommt, dass viele legale Substanzen wie Fentanyl um ein Vielfaches gefährlicher sind als beispielsweise MDMA oder Marihuana. Darüber hinaus ist das Betäubungsmittelgesetz (BtMG) nicht mit unserem Grundrecht auf Glaubensfreiheit (in Deutschland: Art 4 GG) vereinbar, welches die Gewährleistung einer ungestörten Religionsausübung fordert. Die rituelle Verwendung der Lehrerpflanzen höherer Schaltkreise ist Religion und wird entsprechend vom GG gedeckt! Hierauf sollte man sich berufen dürfen! Viel vernünftiger als manche Drogen zu verbieten (Cannabis und Co.) und andere zu erlauben (Alkohol und Co.) wäre es, sie allesamt frei zu stellen und einen vernünftigen Umgang mit ihnen bereits in den Schulen zu lehren. So würde nicht nur die Beschaffungskriminalität gegen Null sinken und Geld in die maroden, öffentlichen Kassen gespült, sondern letztendlich (insbesondere unter Nutzung der psychodelischen Substanzen ab dem fünften Schaltkreis) das kollektive menschliche Bewusstsein hin zu einem friedlichen, verantwortungsbewussten Miteinander erweitert. Es könnte alles so einfach sein!

Tabellarische Zusammenfassung des 1. Schaltkreis

Bezeichnung bei Leary: bio-vegetativer Überlebensschaltkreis
Beteiligte Sinne: Sehen, Hören, Riechen, Schmecken, Haut
(Oberfläche, Temperatur, Druck...)
Entwicklungsstufen: Erdung und Verdauung
Zugeordnete Organe: Magen und Darm

Qualität: Eindrücke und Empfindungen/Spüren
Intelligenzform: körperlich-kinästhetische Intelligenz
Dimensionen: Höhe und Länge

Körper: Physischer Körper
Kessel: Bauchkessel
Chakren: Basis- und Bauchchakra

Funktionen: Erdung, Selbstbehauptung, Überleben
Zeitalter der Herausbildung: Ur
Ränge der DRACO-Stiftung: Wilder/Kind

Grundthema: Tod und Befreiung
Wichtigster bekannter Wirkstoff: Opium
Herkunft des Wirkstoffs: mir unbekannt; irdisch?
Erscheinungsbild der Deva: vermutlich eine Art Frau Holle
Weitere wichtige Drogen: Schlafmohn, Morphium, Heroin

Tabellarische Zusammenfassung des 2. Schaltkreis

Bezeichnung bei Leary: politisch-territorialer Emotions-
Bewegungsschaltkreis
Beteiligte Sinne: Innere Sinnesorgane; auch das Herz
Entwicklungsstufen: Innere Sonne und Empathie
Zugeordnete Organe: Leber und Galle

Qualität: Emotionen und Gefühle
Intelligenzformen: intrapersonell-emotionale Intelligenz
                         bildlich-räumliche Intelligenz
Dimensionen: Breite und Gegenwart

Körper: Emotionaler Körper
Kessel: Herzkessel
Chakren: Solar Plexus und Herzchakra

Funktionen: Emotionen, Mobilität, Gebietsmarkierung
Zeitalter der Herausbildung: Lemuria
Ränge der DRACO-Stiftung: Wilder/Kind

Grundthema: Wut und Betäubung
Wichtigster bekannter Wirkstoff: Alkohol (Ethanol)
Herkunft des Wirkstoffs: nibirunisch-sumerisch
Erscheinungsbild der Deva: reptiloid; oftmals auch als König
Weitere wichtige Drogen: Fliegenpilz, Ketamin

Tabellarische Zusammenfassung des 3. Schaltkreis

Bezeichnung bei Leary: mental-manipulativer
Kommunikationsschaltkreis
Beteiligte Sinne: Gehirn/Denken/Blut
Entwicklungsstufen: Selbstausdruck, Gesamtschau + Technik
Zugeordnete Organe: Nieren und Milz

Qualität: Ideen und Gedanken
Intelligenzformen: sprachlich-linguistische Intelligenz
                   logisch-mathematische Intelligenz
Dimensionen: Vergangenheit und Zukunft

Körper: Mentaler Körper
Kessel: Kopfkessel
Chakren: Halschakra und Drittes Auge

Funktionen: Sprache, Werkzeuggebrauch, Stammesleben
Zeitalter der Herausbildung: Atlantis
Rang der DRACO-Stiftung: Bürger

Grundthema: Geistesklarheit
Wichtigster bekannter Wirkstoff: Kokain
Herkunft des Wirkstoffs: atlantisch
Erscheinungsbild der Deva: Tränen der gefolterten Erdgöttin
Cocamama
Weitere wichtige Drogen: Kaffee, schwarzer Tee, Amphetamine etc.

Tabellarische Zusammenfassung des 4. Schaltkreis

Bezeichnung bei Leary: sexual-sozialer Gesellschaftsschaltkreis
Beteiligte Sinne: Gruppenbewusstsein
Entwicklungsstufen: Gesellschaftsbildung und Kultur
Zugeordnete Organe: soziales Herz

Qualität: seelischer Art
Intelligenzform: sozial-interpersonale Intelligenz
Dimensionen: Empfindungen und Gefühle

Körper: mittleres Selbst
Kessel: Seelenkessel 1
Chakren: Scheitel- und Seelenchakra

Funktionen: sexuelles Verhalten, Kultur, Industrialisierung
Zeitalter der Herausbildung: Babylon
Rang der DRACO-Stiftung: Bürger

Grundthema: Herzöffnung
Wichtigster bekannter Wirkstoff: Rohkakao (verschiedene Neurotransmitter)
Herkunft des Wirkstoffs: lemurisch-sirianisch
Erscheinungsbild der Deva: erscheint gerne als dunkelhäutige Frau
Weitere wichtige Drogen: Extasy (MDMA), Damiana, Ephedra

Tabellarische Zusammenfassung des 5. Schaltkreis

Bezeichnung bei Leary: neuro-somatischer Entzückungsschaltkreis
Beteiligte Sinne: hedonistische Ganzkörperempfindung
Entwicklungsstufen: Krieger und Barden
Zugeordnete Organe: Lunge und Bronchien

Qualität: seelischer Art
Intelligenzform: musikalisch-rhythmische Intelligenz

Körper: mittleres Selbst
Dimensionen: mentales Seelenbuch

Kessel: Seelenkessel 2
Chakren: unbekannt

Funktionen: Ganzkörperbewusstsein, Dienstleistungen
Zeitalter der Herausbildung: Sapo
Rang der DRACO-Stiftung: Krieger und Barde

Grundthema: Kreativität
Wichtigster bekannter Wirkstoff: Cannabis (THC)
Herkunft des Wirkstoffs: aryanisch
Erscheinungsbild der Deva: erscheint gerne als eine Art Amazone/ Urform des Menschen
Weitere wichtige Drogen: Khat

Tabellarische Zusammenfassung des 6. Schaltkreis

Bezeichnung bei Leary: neuro-elektrischer Ekstaseschaltkreis
Beteiligte Sinne: emotional-neurologische Empfindungen
Entwicklungsstufen: Schamanen und Druiden
Zugeordnete Organe: Gehirn und Nervensystem

Qualität: seelischer Art
Intelligenzform: naturalistisch-neurologische Intelligenz
Dimensionen: ionisches Seelenwissen

Körper: mittleres Selbst
Kessel: Seelenkessel 3
Chakren: unbekannt

Funktionen: Gehirn und Nervensystem, Informationen
Zeitalter der Herausbildung: noch im Entstehen begriffen
Rang der DRACO-Stiftung: Schamane und Druide

Grundthema: neurologische Vision
Wichtigster bekannter Wirkstoff: in Eurasien: Psylocibin
Herkunft des Wirkstoffs: außerirdisch
Erscheinungsbild der Deva: multidimensionales, koboldartiges Wesen
Weitere wichtige Drogen: Meskalin, Iboga?

Tabellarische Zusammenfassung des 7. Schaltkreis

Bezeichnung bei Leary: neuro-genetischer Schaltkreis
Beteiligte Sinne: mental-genetische Empfindungen
Entwicklungsstufen: post-personale Ränge
Zugeordnete Organe: Thymusdrüse

Qualität: seelischer Art
Intelligenzform: genetische Intelligenz
Dimensionen: Urd (die Gewordene)

Körper: mittleres Selbst
Kessel: Seelenkessel 4
Chakren: unbekannt

Funktionen: Genetik und Prägung
Zeitalter der Herausbildung: noch im Entstehen begriffen
Ränge der DRACO-Stiftung: Aufgestiegene Meister und
Buddhas/Bodhisattvas

Grundthema: genetische Prägung
Wichtigster bekannter Wirkstoff: Mutterkorn (LSD)
Herkunft des Wirkstoffs: kosmisch-humanoid (aus der Zukunft)
Erscheinungsbild der Deva: rautenförmig, fraktal
Weitere wichtige Drogen: unbekannt

Tabellarische Zusammenfassung des 8. Schaltkreis

Bezeichnung bei Leary: neuro-atomarer Schaltkreis
Beteiligte Sinne: Intuition/Ahnung
Entwicklungsstufen: kosmische Ränge
Zugeordnete Organe: Schilddrüse

Qualität: seelischer Art
Intelligenzform: atomare Intelligenz
Dimensionen: Verdandi (die Werdende)

Körper: mittleres Selbst
Kessel: Seelenkessel 5
Chakren: unbekannt

Funktionen: neuro-atomare Vorgänge, Nanotechnologie
Zeitalter der Herausbildung: noch im Entstehen begriffen
Ränge der DRACO-Stiftung: Gottespropheten und Avatare

Grundthema: atomare Schwere
Wichtigster bekannter Wirkstoff: Nachtschattengewächse
Herkunft des Wirkstoffs: erdgebunden
Erscheinungsbild der Deva: je nach Nachtschattengewächs;
                              im Allgemeinen düster-morbid
Weitere wichtige Drogen: Aztekensalbei

Tabellarische Zusammenfassung des 9. Schaltkreis

Bezeichnung bei Leary: nicht vorhanden;
in logischer Fortführung: göttlich-subatomarer Quantenschaltkreis
Beteiligte Sinne: Gewahrsam des All-ein-seins
Entwicklungsstufe: EINHEIT
Zugeordnete Organe: Zirbeldrüse

Qualität: Potential der menschlichen Schöpferkraft
Intelligenzform: existentiell-spirituelle Intelligenz
Dimensionen: Skuld (die werdend Sollende)

Körper: Hohes Selbst
Kessel: universeller Kosmoskessel
Chakren: unbekannt

Funktionen: Quantenmechanik, eigene Schöpferkraft
Zeitalter der Herausbildung: noch im Entstehen begriffen
Ränge der DRACO-Stiftung: kosmische Ränge (Komet, Mond, Planet,
Sonne, Zentralsonne...)

Grundthema: universelles, subatomares Bewusstsein
Wichtigster bekannter Wirkstoff: Ayahuasca/Chacruna (DMT)
Herkunft des Wirkstoffs: drakonisch aus weiter Ferne
Erscheinungsbild der Deva: Schlange
Weitere wichtige Drogen: Steppenraute (MAO-Hemmer) etc.

**Ein neues, ausgedehntes Koordinatensystem. Spiele damit!
Genieße dein Leben!**

Teil II: EURASISCHES TOTENBUCH DER ERLEUCHTUNG

<u>Sturm der Drachen - das Todestor</u>
Der Drache schießt ein,
vom Basischakra bis zum Seelenchakra
überwältigt er dich.
Der Drache bedeutet deinen physischen Tod.
Du bist jetzt tot! Akzeptiere!
Es gibt kein Zurück!
Du entsteigst deinem physischen Körper,
bleibe ruhig, eine lange Reise liegt vor dir!

Thanatos ist dein Begleiter;
er führt dich durchs Tor des Todes.
Hab keine Furcht, dahinter liegt ein neues Reich:
das Reich der Holle, das nördliche Viertel.
Sieh deine Gefährten auf dem Weg!
Wärme dich gelegentlich ein wenig an ihren kalten Feuern!
Verweile einen Moment - doch nicht zu lange!
Du bist alleine.

Aus Taiga wird Tundra.
Dort ist das Nordkap!
Setze über, wenn du es vermagst,
deine Seele schützt dich.
Setze über nach Thule!

Erstes Licht - Trennung vom Mentalkörper

Wer bist du? Du bist ich.
Wo bist du? Du bist überall.
Wann bist du? Du bist immer.

Der Drache führt dich in die Erleuchtung.
Kein Ego; kein Karma.
Nur pures Sein, Bewusstsein, Unsterblichkeit.
Du bist in allem und alles ist in dir.
Du bist Einheit, Frieden, Licht -
nichts weiter! Dies alles!
Einheit - Frieden - Licht - Bewusstsein
allumfassende, pulsierende ENERGIE!

Da ist nichts mehr, was denkt.
Du bist Gedanke.
Und zugleich ist da nichts mehr,
was gedacht werden könnte.
Nur Reigen über Reigen
über Reigen über Reigen
und gleißendes Licht.
Du bist dieses Licht!
DU BISTZ DAS!

Längst vereinigte sich dein Mentalkörper
mit dem Kristallgitternetz der Erde;
mit der Akasha-Chronik des Universums.

Pure, pulsierende ENERGIE!
BIST DU!

Zweites Licht - 33 Gottheiten

Wer bist du? Du bist du.
Wo bist du? Hier bist du.
Wann bist du? Jetzt bist du.

Das erste Licht verblasst.
Das zweite Licht erscheint.
Dort sind die 33_3!

33 Gottheiten flankieren dich.
Du bist ihnen Rechenschaft schuldig!
Du musst in ihrem Angesicht bestehen!

Das sind die Himmelsgötter!
Da sind die Lichtgötter!
Das sind die Feuergötter!
Da sind die Kriegsgötter!
Da sind die Unterweltsgötter!
Da sind die Fruchtbarkeitsgötter!

Visionen von erleuchteter Art
und größten Schrecken -
je nach deinem Bewusstseinsstand
im Augenblick deines Todes.
Set und Setting. Entscheide:

Du bist die reisende Seele!

Landung in Thule - Läuterung

Willkommen in Thule,
der Insel im hohen Norden,
der alten Hafenstadt -
zwischen Diesseits und Jenseits.
Verborgen in den Nebeln der Trauer
flackern die Wimpel von Thule.

Du bist ganz Seele, emotionaler Körper.
Nichts weiter! Es ist an der Zeit
das Egospiel zu beenden.
Keine Anhaftungen mehr
lautet die Devise deiner Fahrkarte
in höhere Welten - jenseits der Brücke.
Deshalb: Was immer dir auf Thule widerfährt,
lass es los und erkenne es,
als das was es schon immer war:
Göttliches Spiel!

Aus den Nebeln der Trauer
werden die Schleier der Maya.
Nichts als Illusion,
die es ein für alle Mal
loszulassen gilt,
willst du passieren
und nicht in Thules Gefilden
einen langsamen Tod des Egos sterben!

Wache auf! Du bist frei!
Und warst es schon immer!

Die Überquerung der Brücke

Auf der Brücke aus Stein,
der letzten Brücke
auf dem Weg ins Jenseits:
der Punkt ohne Wiederkehr.

Wird es dir gelingen,
auch seinen Schwellenhüter zu überwinden?
Wirst du die alte Brücke meistern?
Oder in die Abgründe des Erebos,
der Dunkelheit im Reich des Todes,
fallen?

Wirst du den Schwellenhüter überwinden?
Oder wird dich ein Seelenfänger fangen,
und an einen Seelensammler verkaufen?
- Seelenstehler und Seelenhehler lauern -

Ist es dein Schicksal,
in einem Seelenfass
den Rest deines Lebens gefangen
und aufbewahrt zu werden?

Oder war deine Läuterung auf Thule erfolgreich
und du passierst nun den Schwellenhüter
des Punktes ohne Wiederkehr
erfolgreich?

Wanderer, du wirst es schaffen,
wenn du reinen Herzens bist!

Die Ankunft im Jenseits

Du hast die gefährlichsten Passagen
deiner Reise - jetzt -
erfolgreich überwunden.

Vergessen ist die Macht des Drachen.
Vergessen das Angesicht des Todes.
Du kennst bereits das erste Licht
und auch das zweite
landetest nach beschwerlicher Reise
in Thule.
Deine Läuterung war erfolgreich.
Auch passiertest du
den Hüter der letzten Schwelle
vor dem Jenseits.

Nun bist auch du ein Jenseitiger
und wirst empfangen
von deinen Ahnen und Freunden,
von Krafttier und Geistführer,
von all jenen, die vor dir gingen
und mit denen du in guter Verbindung standst.
Du bist jetzt einer der Ihren!

Hail dir! Hail dir! Hail dir!
Das Jenseits ist voller Wonnen:
Liebe und Barmherzigkeit sind dein!
Bewusstsein und Glückseligkeit!
Unbeschreibliche Vollkommenheit!

Der Nexus

Du trittst ein in den Nexus,
deinen persönlichen kleinen Himmel.
Du tust, was schon immer
du tuen wolltest.
Du tust all das,
was zu tuen
dir auf Erden verwehrt blieb.

Du bist nun frei von allen Anhaftungen.
Deine Energien dürfen sich frei entfalten
und verwirklichen.

Der Nexus ist ein Spiel im Spiel,
eine Unwirklichkeit im Unwirklichen,
eine Realität in der Realität.

Alles wurde bereits getan;
es gibt nichts mehr zu erledigen.
Du erholst dich nun einfach
von deiner langen, beschwerlichen Reise
durchs komplette Lebensrad -
einschließlich des nördlichen Viertels
und darüber hinaus, nach Thule
und über die Brücke des Jenseits
ins Zentrum des Willkommens
und deinen kleinen
ganz persönlichen
Himmel!

Erneuter Sturm der Drachen - die Rückkehr

Du bist alt geworden,
dort in deinem Garten
im Nexus, im Jenseits.

Längst besucht dich Thanatos erneut.
Auch dein Drache ist wieder da.
Du spürst seine Energie!
Der Rat deiner Seele tagt.
Du bist ein Teil von ihm
und wirst
- so du dem zustimmen magst -
ins Leben zurückkehren.

Der Vorhang tut sich auf:
Das Geburtstor wird sichtbar.
Du siehst deine Eltern;
deine Geschwister,
deine Gefährten,
erwachst im Kinderbett
der grünen Wiese
von welcher aus du
auf die lange Fahrt
der eigenen Erleuchtung aufbrachst
und zu der du nun -
angereichert mit den mannigfaltigsten Visionen,
Erkenntnissen und Erlebnissen
- zurückkehrst!

Du bist das und warst nie etwas anderes!

Nachwort

Die DRACO-Matrix behauptet von sich nicht, das alleingültige Beschreibungssystem von Wirklichkeit zu sein. Ihr Anspruch ist es hingegen durchaus, die Welt und das Leben so erklären zu können, dass alles darin einfach und verständlich wird.

Nach dem Sturm, den Learys faktisch-fiktives Gedankengebäude beim Auftreffen auf die DRACO-Matrix auslöste, wurde zunächst das damals mit dem Arbeitstitel <<DRACO-Leary>> bezeichnete Essai verfasst, welches in <<Fusionierte Intelligenz>> nunmehr als ausgedehntes Vorwort dient. Nach weiterer Lektüre von <<The Psychedelic Experience>> angeregt, entstand das <<Eurasische Totenbuch der Erleuchtung>>. Sie können es als „neo-heidnisch" betrachten; in Wirklichkeit ist es lediglich ein Ausdruck dessen, was immer war und sein wird: Der Gang über die Schwelle und seine Rückkehr.

Leben ist ein dreizehndimensionaler Multiple-Choice-Test. Ziehe daher los und tue Gutes für dich, deine Familie, dein Volk, die Welt sowie das gesamte Universum. Fange mit dir selbst an!

Sobald du Heimat gefunden hast, lasse dich nieder, gestalte diese und verteidige sie gegen alle Kräfte, die sich ihr feindlich nähern - egal ob gegen böse Stiefmütter, Barbaren oder *Aliens*!

Die Bilder für deine Heldenreise entstammen gleichermaßen aus deinen subatomaren, atomaren, genetischen, neurologischen, somatischen, emotionalen, mentalen und spirituellen Wirklichkeiten, die den entsprechenden Schaltkreisen unterliegen.

Mir selbst gelingen die besten Resultate zur Lebensgestaltung durch die Verbindung zwischen meinem Herz (4. Kraftzentrum; Herzkessel) und dem dritten Auge (6. Kraftzentrum, Kopfkessel). Dies mag allerdings bei jedem anders sein.

Und noch etwas: Gib niemals auf! Aus der nördlichen Perspektive, der ich in dieser Inkarnation biologisch-genetisch, emotional-politisch, semantisch-mental sowie geschichtlich-kulturell angehöre (also von den vier larvalen Schaltkreisen her), darf ich mich zu folgendem vorläufigen Schlusswort entschließen:

Ich schwöre als Eurasier unsere neun gegebenen Freiheiten bis in den Tod zu verteidigen! (So wahr mich Shivaloki lässt!)

Von der post-larvalen Perspektive her, die ich mit allen Menschen (5. Schaltkreis), Säugern (6. Schaltkreis), Lebewesen (7. Schaltkreis), morphoatomaren Lebensformen (8. Schaltkreis) sowie dem gesamten Universum (9. Schaltkreis) teile, müsste vermutlich mit einer pentagraphischen Einlassung geendet werden:

Freue dich deiner körperlichen Empfindungen und Emotionen!
Freue dich deiner neurologischen Gedanken und Eingebungen!
Freue dich deiner genetischen Erfahrung und Weisheit!
Freue dich deiner atomaren Fähigkeit zu vergeben und zu vergessen!
Freue dich deines subatomaren Seins, Bewusstseins sowie deiner universellen Glückseligkeit!

LIEBE LIEBE LIEBE

Zweites Nachwort mit etwas Abstand zum Geschriebenen

Gedanken sind wie Feuer. Sie können ruhen oder erneut ausbrechen. Learys Schaltkreise glimmen noch immer und bekamen mittlerweile neuen Brennstoff durch meine Lektüre des Buchs <<Eine Geschichte der Menschheit>> von Yuval Noah Harari, welches eine rein wissenschaftliche Perspektive schildert. Im Vergleich hierzu gerne auch die von mir empfohlene <<Einheitliche Kosmologie und Geschichte der Menschheit>> (erschienen bei lulu) aus meiner Feder. Anders als die Draco-Veden (zu denen das soeben benannte Buch gehört) unterlässt Harari - der israelische Mainstreamwissenschaftler - jegliche Verweise auf die Existenz von Außerirdischen und deren Mitwirken am Entstehen der Erde sowie der Entwicklung von uns Menschen. Andererseits prophezeit er für die Zukunft der Menschheit ähnlich transformatorische Veränderungen wie Leary in seinen wildesten Visionen. Spirituell ist Harari nicht zu nennen. Aber egal, jeder betrachtet die Welt ohnehin nur durch sein kleines Bürofenster.

Interessant im Hinblick auf Hararis durchaus gelungenes Werk erschien mir seine Darstellung der vierfachen Revolution von Leben mit entsprechenden Unterrevolutionen, die ich hier wörtlich zitieren werde:

„Vor rund 13,5 Milliarden Jahren entstanden Materie, Energie, Raum und Zeit in einem Ereignis namens Urknall. Die Geschichte dieser grundlegenden Eigenschaften unseres Universums nennen wir Physik."

Persönliche Anmerkung: Wäre es nicht möglich, dass bereits vor der Entstehung des Universums und die sie begleitende Physik, alle spätere Entwicklung in einer Art *Nullpunktfeld* oder *Potential* bereits vorgelegen haben muss? Oder mit anderen Worten einem neunten „göttlichen", „subatomaren" oder „ur-spirituellen" Erleuchtungsschaltkreis, zu dem wir vordringen, wenn wir unsere menschliche Geschichte zur Göttlichkeit ihres Ursprungs zurückverfolgen.

Und wieder Harari: *„Etwa 300.000 Jahre später verbanden sich Materie und Energie zu komplexeren Strukturen namens Atome, die sich wiederum zu Molekülen zusammenschlossen. Die Geschichte der Atome, Moleküle und ihrer Reaktionen nennen wir Chemie.*

Vor 3,8 Milliarden Jahren begannen auf einem Planeten namens Erde bestimmte Moleküle sich zu besonders großen und komplexen Strukturen zu verbinden, die wir als Organismen bezeichnen. Die Geschichte dieser Organismen nennen wir Biologie.

Vor gut 70.000 Jahren begannen Organismen der Art Homo sapiens mit dem Aufbau von noch komplexeren Strukturen namens Kulturen. Die Entwicklung dieser Kulturen nennen wir Geschichte. "

Persönlicher Einschub: Folgen wir dem eingeschlagenen Modell der neun Schaltkreise aus der DRACO-Leary-Fusion, so lässt sich in jener vierten geschichtlichen Revolution nur unschwer der vierte „sexual-soziale" oder „kulturell-technologische" Gesellschaftsschaltkreis erblicken. In diesem Fall würde die dritte biologische Revolution mit dem fünften neuro-somatischen Schaltkreis übereinstimmen und die zweite chemische Revolution mit dem sechsten neuro-elektrischen Schaltkreis.

Interessanterweise bewegen wir uns rückwärts in der Zeit oder mit anderen Worten: Je höher der entsprechende Schaltkreis angesiedelt ist, desto weiter zurück in der Zeit und universellen Entwicklungsgeschichte müssen wir schreiten!

Folgen wir dieser Darstellung weiterhin, so müsste zwischen der ersten physikalischen Revolution, welche dem achten atomaren Schaltkreis entspräche und der folgenden chemischen Revolution irgendwo dazwischen noch unser siebter neuro-genetischer Schaltkreis unserer DNA angesiedelt werden. Interessanterweise bietet die heutige Wissenschaft noch immer kein einleuchtendes Modell von der Entstehung von Leben. Der siebte DNA-Schaltkreis könnte diese Lücke schließen. Seine Entstehungsgeschichte läge somit zwischen Physik und Chemie, also noch vor der eigentlichen Biologie(!)

Doch kehren wir noch einmal zu Harari zurück und vergleichen wir seine drei Unterrevolutionen mit unseren drei larvalen Schaltkreisen 1 bis 3.

„Die Geschichte der menschlichen Kulturen wurde von drei großen Revolutionen geprägt. Die kognitive Revolution vor etwa 70.000 Jahren brachte die Geschichte überhaupt erst in Gang. Die landwirtschaftliche Revolution vor rund 12.000 Jahren beschleunigte sie. Und die wissenschaftliche Revolution, die vor knapp 500 Jahren ihren Anfang nahm, könnte das Ende der Geschichte und der Anfang von etwas völlig Neuem sein."

Das Ende der Geschichte? Nun, auch vor dem ersten Schaltkreis Learys kommt nichts mehr. Darüber hinaus lassen sich die kognitive, landwirtschaftliche und wissenschaftliche Revolution leicht mit dem mental-manipulativen Kommunikationsschaltkreis, dem politisch-territorialen Emotions-Bewegungsschaltkreis sowie dem bio-vegetativen Überlebensschaltkreis in Übereinstimmung bringen. Unsere hier aufgestellte These von einer temporal rückwärts verlaufenden Entwicklung jeweils höherer Schaltkreise entbehrt also nicht einer gewissen Eleganz:

Kognitive Revolution = mentaler Schaltkreis
Landwirtschaftliche Revolution = politisch-territorialer Schaltkreis
kognitive Revolution = Überlebensschaltkreis

Mir ist natürlich bewusst, dass das ursprüngliche Modell Leary einen anderen Ansatz von fortschreitender Entwicklung wählte. Andererseits unterstützt die hier getroffene Feststellung vielleicht auch einfach nur die ohnehin (für Kenner meines Werks) im Raum stehende DRACO-These, dass die menschliche Entwicklung grundsätzlich zeitgleich in beide Richtungen verläuft; zum einen *implosiv* (Risi) von reiner Göttlichkeit in die Tiefen der Materie und zum anderen *evolutionär* aus der individualisierten Materie heraus zurück in göttliches Alleinssein.

Nidda, den 07.05.2019

Native Church ob Psylocibin
deutschsprachiges Myzel

Wir glauben an Selbstermächtigung. Der Mensch ist göttlichen Ursprungs und göttlichen Seins. Er ist frei zu tun und zu lassen, was immer er möchte. Entsprechende Konsequenzen sind zu tragen. Wer seine Ermächtigung verwirklicht, wird in Harmonie mit sich und allen anderen leben.

Wir glauben an Selbstbestimmung. Einjeder und einjede haben das universelle Recht über die Werte, Ziele und den Weg ihres Lebens selbst zu entscheiden. Wer seine Bestimmung verwirklicht, wird sein eigenes Lied singen und seinen eigenen Tanz tanzen - hierdurch wird er seinen Sinn im Leben realisieren.

Wir glauben an Selbstorganisation. Es gibt nur einen universellen Menschen, der sich über seine räumlich, zeitlich und dimensional unterschiedlichen Erscheinungsformen selbst organisiert. Wer seine Organisation verwirklicht, wird nicht nur auf allen Ebenen gesunden, sondern zugleich zur Gesundung von allem anderen beitragen.

Wir glauben an Selbstfindung. Einjeder und einjede haben nicht nur das Recht, sondern zugleich die Bestimmung, sich selbst in sich, im anderen und in allem zu finden. Wer seine Findung verwirklicht, ist eins mit allem und wird unbeschreibliche Liebe erfahren.

Wir glauben an Selbstsein. Der Mensch ist, was er ist: Individuum, Seele, Familie, Stamm, Nation, Gattung... und in immer größeren Kreisen: Gott. Wer das Sein verwirklicht, wird die ordnende Struktur und Perfektion aller Schöpfung schauen und empfinden.

Wir glauben an Selbsttransformation. Sobald das Individuum sein universelles Selbstsein erkannt und anerkannt hat, bricht es auf zur großen kosmischen Verwandlung. Wer seine Transformation verwirklicht, erhebt sich über alle der Wissenschaft bisher bekannten Gesetzmäßigkeiten.

Wir glauben an Selbstschöpfung, die menschliche Fähigkeit neue Universen zu erschaffen. Wer seine Schöpfung vollendet, explodiert sprichwörtlich in einem kosmischen Orgasmus. Nichts wird je wieder sein, wie zuvor. Und die von dir geschaffenen Geschöpfe werden rätseln, woher zur Hölle sie stammen. Und sie werden nach Wegen der Selbsterfahrung suchen...

Die Native Church of Psylocibin widmet sich der fungal-humanen Freundschaft! Durch die zeremonielle Einnahme des Sakraments unterstützt sie ihre Mitglieder in einer siebenfachen persönlichen SELBST-Erfahrung von:

- SELBST-Ermächtigung: Harmonie und Freiheit
- SELBST-Bestimmung: Lebenssinn und Entwicklung
- SELBST-Organisation: Heilung und Glückseligkeit
- SELBST-Findung: Bewusstsein und Liebe
- SEELBST-Sein: Struktur und Einklang
- SELBST-Transformation: Weisheit und Wissenschaft
- SELBST-Schöpfung: Licht und Vielfalt

Dies alles sind real erfahrbare Zustände!

DER SCHAMANE

Grundsätzlich bezeichne ich die Realität eines Schamanen lieber als Schamanentum denn als Schamanismus, da dieser nicht glaubt (-*ismus*), sondern erlebt, tut (-*tum*). Er reist, nimmt wahr, kommuniziert, erkundet, kämpft, überlistet, heilt...

Ich verrate hier kein Geheimnis, wenn ich die Wiederkehr des eurasischen Schamanen auch in europäischen und anderen vedischen Kulturen (Persien, Indien etc.) prophezeie. Schamanentum ist von einem Alter und einer Resilienz, dass es nicht nur die erste, sondern auch die letzte kollektive, menschliche Erfahrung umfassen wird. Was aber ist ein Schamane? Wie wird man Schamane? Entsprechende Antworten habe auf vielfachen Ebenen zu erfolgen und können letztlich nur durch persönliche Erfahrung ganzheitlich begriffen werden.

Die Frage nach dem schamanischen Sein, ist eng mit dem schamanischen Werden verknüpft. Schamanentum wird, ist und wird sein - auch in der „aufgeklärten", „westlichen" Welt. (In Wirklichkeit ist das, was man als „westliche" Welt bezeichnet im Übrigen weder „westlich", noch „aufgeklärt".)

Genau genommen existiert Schamanentum in den drei Realitäten des Werdens, Seins und Sollens oder anders ausgedrückt von Wyrd (Gewordenem), Verdandi (Werdenden) und Skuld (Sollendem). In dieser Auffassung überlappen sich das vedische Verständnis der Edda und das tengrisch-schamanische Bewusstsein Eurasiens. Dass Schamanentum darüber hinaus nicht nur in Eurasien, sondern in allen Welt- und Kulturkreisen anzutreffen ist, wird als selbstverständlich vorausgesetzt. Uns persönlich kann es hingegen nur darum gehen, die schamanischen Wurzeln unseres eigenen, nördlichen Medizinkreises wieder frei zu legen und lebbar zu machen.

Der Weg eines Schamanen ist - wie alles Gute in der Welt - vorgezeichnet, vorherbestimmt und alt/ewig. Er basiert auf einer Reihe fundamentaler Bausteine: Traditionellerweise bedarf es zur Tätigkeit als Schamane zunächst einmal einer schamanischen Berufung (1.), Ausbildung (2.) und Weihe (3.). Diese drei „natürlichen" Erfordernisse sollten selbstverständlich sein und bleiben! Der Empfang einer schamanischen Weihe (durch einen praktizierenden Lehrerschamanen) ist indessen erst der Anfang der eigenen schamanisch-alchemistischen Selbstverwandlung. Es folgen Selbstbehauptung (4.), Naturerfahrung (5.), kulturelle Einbettung (6.), emotionale Freiheit (7.), eine ausgefeilte Ethik (8.) sowie tatsächliche Heilerfolge (9.). Beim Meisterschamanen (der in der DRACO-Stiftung gerne mit dem Rang eines „Druiden" gleichgesetzt wird) kommen sodann noch der Einbezug der Götter bzw. die mentale Erleuchtung (10.) sowie die eigene Lehre und deren Verkündung (11.) hinzu. In Amazonien nennt man den Meisterschamanen *banco* („Bank"), auf Isländisch *Gode* („Guter"). Doch so weit sind wir noch nicht.

Zu (1): Schamanische Berufung

Die schamanische Berufung wird durch Geister, Dämonen oder Krankheiten zum Ausdruck gebracht, die einen auf den Weg des Schamanen berufen. Zumeist sind es unsere Ahnenschamanen, die dies für uns tun, da sie ihre Fähig- und Fertigkeiten erneut in der Welt sehen und mit den unseren verbinden wollen. Zugleich sichern sie sich so die Weiterführung ihrer schamanischen Linie. Seit 2012 ist die schamanische Kraft wieder im Aufsteigen begriffen, nachdem sie mit dem Ende Babylons und dem Beginn eines neuen, goldenen Zeitalters (Sapo = Spirituelle Anarchie Pazifistisch Organisiert) ihren historischen Tiefpunkt durchlaufen hatte. Heutzutage wird schamanische Berufung oftmals durch eine erfolgte Zerstücklungsreise initiiert, bei welcher wiederum die Geister der Ahnen eine entscheidende Rolle spielen. Den ursprünglich harten Berufungsinitiationen wäre heutzutage kaum noch einer gewachsen.

Zu (2): Schamanische Ausbildung

Eine moderne schamanische Ausbildung sollte insbesondere folgende Schwerpunkte umfassen: Schamanisches Weltbild und Reise; weitere schamanische Bewusstseinszustände; das Medizinrad der eigenen Kultur (hier: das eurasische); der naturspirituelle Weg der Kraft; Ahnen, Tod und Sterben aus schamanischer Sicht; schamanische Heilmethoden (insbesondere auch Extraktion und Seelenrückholung) sowie Naturgeister und schamanisches Coaching. Sie hat sich am Überlieferten, ewig Alten, zu orientieren, sollte aber auch zeitgeistige Aspekte umfassen, um praktikabel zu sein, wie beispielsweise die Benutzung eines Telefons anstelle von Telepathie oder Geistesflug.

Zu (3): Schamanische Weihe

Die abschließende schamanische Namensgebung und Weihe erfolgt idealerweise am Altar der Unendlichkeit durch einen schamanischen Lehrer im Kreis der *spirits* und Zeugen (Familienangehörige, weitere schamanische Anwärter etc.). Die schamanische Weihe gilt nicht nur als Ende erfolgter Berufung und Ausbildung, sondern zugleich als Beginn einer neuen, langen Reise durchs Rad des Lebens und der Entwicklung.

Berufung, Ausbildung und Weihe gelten weltweit als unabdingbare schamanische Erfordernisse, um als solcher auch anerkannt zu werden. Darüber hinaus bleibt es indessen fraglich, wie erstrebenswert es ist, zum Schamanen zu erwachen. Die eigene Komfortzone ist zu verlassen. Gewohnte Glaubenssätze und Gepflogenheiten müssen zumindest hinterfragt, wenn nicht komplett über Bord geworfen werden. Ein gesellschaftliches Outing erfolgt. Etc.

Zu (4): Selbstbehauptung

Ein Schamane ist niemals ein Bittsteller, sondern steht auf eigenen Beinen. Er fällt niemandem zur Last, sondern erwirbt seinen eigenen Lebensunterhalt durch natur- oder menschennahe Tätigkeiten. Hierunter fallen u.a. fördernde, beratende, bewahrende, kreative, gestaltende, heilende, forschende oder auch lehrende Tätigkeiten. Gerne engagiert er sich am Rande einer Kommune (Gemeinschaft) oder eines Stammes. Je größer sein Wirkungsradius, desto größer ist seine Macht.

Grundsätzlich solltest du dir die Frage stellen: Dient dein Gelderwerb (Lebensunterhalt) dem Leben oder tut er das nicht? Sollte er gegen grundlegende Naturrechte verstoßen, Leben unnötig bedrängen, gefährden oder zerstören, wirst du kein Schamane, so sehr du dich auch anstrengen magst. Zu schwerwiegend wird dein Karma dich nach unten ziehen.

Zur schamanischen Existenz gehören die individuelle Leichtigkeit und Freude, welche sich in unserem babylonischen Erwerbsleben kaum noch finden ließen. Jetzt erst erfolgt die schamanische Renaissance. Wähle daher deinen Beruf weise und kläre zudem auch alle deine familiären, freundschaftlichen, nachbarlichen sowie geschäftlichen Beziehungen, auf dass sie dich nicht unnötig belasten mögen. Meide auch Banden, die man dir von außen aufzudrängen versucht, wie etwa staatliche, religiöse oder generell kulturell vereinnahmende. Mit anderen Worten: Vermeide die Pendel des untergehenden Systems und behaupte so dein individuelles Urteils- und Handlungsvermögen! Du wirst es noch brauchen!

Zu (5): Naturerfahrung

Naturerfahrung führt nicht nur zur erforderlichen Naturkenntnis, sondern zugleich zu körperlicher Fitness und physischer Gesundheit. Sie beinhaltet neben dem regelmäßigen Aufenthalt in freier Natur auch eine entsprechende Outdoor-Überlebensfähigkeit und die Beobachtung natürlicher Vorgänge (Wolkenentwicklung, Jahreszeiten, Werden und Vergehen etc.). Hinzu kommen der Erwerb mineralischer, vegetativer und animalischer Verbündeter, die Kommunikation mit Naturwesenheiten sowie im Idealfall zeremonielle Elementeweihen (Erdlochübernachtung, Vollmondtauchen, Pfahlsitzen, Feuerlauf, Schwitzhütten etc.).

Der modernen Tendenz zum bloßen Wohnzimmerschamanismus („Plastikschamanismus") ist durch regelmäßig wiederkehrende Naturerfahrungen (auch in Form von Visionssuchen) unbedingt entgegenzuwirken! Der wiederkehrende Gang über die Schwelle der eigenen Komfortzone bleibt somit ein notwendiger Bestandteil jeglicher schamanischen Betätigung oder gar Berufung.

Zu (6): Kulturelle Einbettung

Das Studium vedischer Kultur und Schriften („Quellenstudium") wird auf dem naturspirituellen Weg der Kraft durch primäres tengrisch-schamanisches Erleben ergänzt. In schamanischen Gesellschaften ist es einfach, Schamane zu sein. Im „aufgeklärten Westen" (hier konkret: im deutschsprachigen Gebiet) ist dies indessen ungleich schwieriger und dennoch im subkulturellen Räumen möglich und zugleich erforderlich. Diese Freiräume sind - mit einer Art „Feuerkreisenergie" - von uns selbst, den schamanisch Tätigen, wieder zu erschaffen.

Generell besteht die Aufgabe eines vedischen Schamanens (also eines schamanisch tätigen Nachfahrens indo-europäischer Völker) darin, das tengrische Erbe der ural-altaischen Völker (also beispielsweise der Turkvölker oder Tungusen) wieder in der gesamten nördlichen Welt Eurasiens zu verankern. Letztlich besteht das gemeinsame Werk darin, den gesamten nördlichen Kulturkreis („Eurasien") von seiner archontischen Fremdbesetzung (*wetiko*), einer alles umfassenden Geisteskrankheit, zu heilen und zu befreien: Des Kaisers neue Kleider sind in Wirklichkeit keine. Das wissenschaftliche Weltbild ist fehlerhaft! Der wahrhafte Schamane beginnt im Kleinen (seinem eigenen Inneren, seiner Familie, seinem Freundeskreis etc.) und wird nicht müde, die schamanische Kunst, ihre Botschaft und ihren Segen zu verbreiten, bis sie erneut von der gesamteurasischen Kultur Besitz ergreift. Deutschland, Europa, Eurasien und die Welt sind ohne Schamanentum nicht zu denken, ja würden ohne dieses noch nicht einmal existieren. Die Zeit der Handlung ist gekommen; sprich der Re-Schamanisierung und Befreiung unserer Gesellschaften!

Schamanentum ist stärker als jegliche Religion und sämtliche „-Ismen" (Judaismus, Islamismus, Kapitalismus, Kommunismus, Feminismus...)!

Schamanentum ist der Ursprung aller Weltbilder, Wissenschaften und Künste - ohne Dogmen und Tabus.

Schamanentum ist spiritueller Anarchismus.

Zu (7): Emotionale Freiheit

Die menschliche Emotion darf niemals erstickt werden. Sie ist ein wesentlicher Bestandteil menschlicher Existenz und gehört zu uns. Niemand hat das Recht, uns unserer Emotionen zu berauben und diese für eigene Zwecke zu missbrauchen! Doch letztlich müssen wir selbst es lernen, den bewussten Manipulationen Einhalt zu gebieten.

Es kann somit von dir auf dem naturspirituellen Weg der Kraft erwartet werden, bestimmte Regungen oder Gefühle zunächst einmal einfach nur auszuhalten und sie dir bewusst zu machen. Dies ist der erste Schritt deiner emotionalen Befreiung. Sodann bedarf es eines persönlichen, individuell-emotionalen Ausdrucks durch künstlerisch-emotionale Gestaltung. Mit anderen Worten: Du musst dich als Schamane selbst aus dem Netz der Illusionen und emotionalen Manipulationen befreien und durch kreatives Schaffen zur Reinheit deines eigenen Herzens vordringen! Niemand sonst kann dies für dich erledigen! Aus diesen Gründen ist es auf dem schamanischen Pfad von unabdingbarer Wichtigkeit, durch kreatives Kunstschaffen seinen eigenen Gefühlen und Emotionen Ausdruck zu verleihen und sie nach und nach in etwas immer Edleres zu transformieren; in eine Reinheit jenseits der Manipulierbarkeit, Lenkung und Verwendung durch andere Kräfte. Zu guter Letzt mündet die emotionale Freiheit in der auch so not-wendigen rituellen und zeremoniellen Selbsterfahrung.

Zu (8): Ausgefeilte Ethik

Wer „nur" Bilder oder Visionen empfängt, ohne sie bewusst herbeiführen oder kanalisieren zu können, ist bestenfalls ein „Seher" - niemals jedoch ein „Schamane". Ein solcher überquert willentlich, bewusst die Schwelle in die Anderswelt, die kontrollierte Epilepsie oder das Jenseits und kehrt wohlbehalten und genährt daraus zurück. Er ist kein Spielball höherer Pendel, Mächte, Wesen, Devas oder Lehrerpflanzen. Seine Schutzgeister geleiten ihn zuverlässig durch die Nacht der Seele. Ein Schamane erlangt so persönliche Macht und Erfahrungen jener Art, die es ihm erlauben, die empfangenen Bilder zu Geschichten und Gewissheiten zu weben. Er kennt gleichermaßen die Wildnis im Äußeren und der eigenen Seele.

Durch die parallel erlernte Kunst des Geschichtenerzählens oder *Art of storytelling* ermöglicht ein Schamanen seinen „Klienten", sein oder ihr eigenes Leben wieder in die Hand zu nehmen, zurück in den Lebensfluss des Medizinrades zu gelangen und sich erneut der universell-spirituellen („rechtsdrehenden") Spirale von Leichtigkeit und Entwicklung anzuvertrauen. Wir sehen: Um Schamane zu sein, bedarf es neben der erklärten Heilungsabsicht, großer Menschenkenntnis und einer ausgefeilten Ethik. Es bedarf der Hinwendung zum Licht der obersten Welten.

Die drei vielleicht wichtigsten schamanischen Bewusstseinszustände sind die schamanische Reise, das sensorisch erweiterte Bewusstsein sowie *Seidhr* oder Channeling. *Seidhr* ist die überlieferte germanische Form der Vermittlung von Botschaften durch die Götter. Zumeist gingen Frauen (sog. „Seidhrfrauen") dieser Tätigkeit nach. So ist es denn auch kein Wunder, das Freyja, die Göttin natürlicher Weiblichkeit, die vermutlich am meisten im Seidhr *„gechannelte"* Gottheit war. Doch wie dem auch immer sei: Wer sich am Dienst des anderen bemüht, bedarf einer ausgefeilten Ethik, die es auf alle Bewusstseinszustände zu übertragen gilt. Alles andere würde auf dich selbst zurückfallen.

Zu (9): Heilerfolge

Der Heilerfolg, die tatsächlich erfolgten Heilungen, ist das königlich-kaiserliche Kennzeichen schamanischen Arbeitens. Heilung beginnt in der menschlichen Seele und führt über unsere Gedanken und unsere Gefühle bis hinein in die Zellen und inneren Organe unserer biologischen Existenz. Ein gesunder, geheilter Körper vibriert bis in unsere Haare, Finger- und Fußnägel voller Lebensenergie oder Prana (Reiki, Orgon, Chi etc.).

Wessen bedarf es zur schamanischen Heiltätigkeit? Meiner persönlichen Erfahrung nach sind hierzu mindestens viererlei Bausteine von Erfordernis:

1. der Glauben an die Geister (spirits)
2. das persönliche Charisma
3. die eigene Menschen-, Seelen- und Daseins-Kenntnis
4. die Wahl der geeigneten Methode in Übereinstimmung mit den Erwartungen des „Klienten".

Dein Glaube als Heiler an die Geister muss einen Wiederhall in der Seele deines „Klienten" finden. Er darf in diesem Stadion der Erkrankung weder hinterfragt noch angezweifelt werden. Die unwiderlegbare Annahme und Existenz der Anderswelt gilt als Voraussetzung allen auf-rechten schamanischen Arbeitens. Es schlägt die Stunde unserer andersweltlichen Verbündeten, wie Krafttier, Geistführer oder Ahnenschamane! Dank ihrer Vermittlung lassen sich die *spirits* des Erkrankten erreichen und mobilisieren.

Der schamanisch tätige Heiler bedarf ferner eines gewissen Charismas, einer Glaubwürdigkeit oder *Credibility* als „Schamane". Diese wird u.a. durch seine Lebenserfahrung, eigenes Mindset und ganzheitliche persönliche Gesundheit oder auch schamanische Gewänder, Gebetsformeln, Fetische, Werkzeuge etc. herbeigeführt. Das nicht-alltägliche Setting hilft dabei, den menschlichen Zweifler zu überwinden. Zumeist sind es die Patienten selbst, die sich der eigenen Heilung verschließen. In einem solchen Fall ist auch der Schamane machtlos, da er nichts gegen den wesentlichen (zumeist unbewussten) Willen des Leidendens zu unternehmen in der Lage ist. Wer andererseits aber wahrhaft Heilung sucht, wird diese auch finden!

Wie bereits zuvor ausgeführt, ist ein Schamane ein fundamentaler Kenner der menschlichen Seele sowie des allgemeinen menschlichen Daseins mit allen seinen Teilaspekten. Einerseits sollte ihm nichts Menschliches oder Alltägliches fremd sein, andererseits hat er darüber hinaus auch die Weihen der andersweltlichen, unteren und oberen Welten erfahren. Die persönliche Lebenserfahrung in Alltags- und Anderswelt bleibt die eigentliche Währung, der Schlüssel zur Begleitung, Beratung und Heilung anderer!

Der Wahl der geeigneten Heilmethode erfolgt intuitiv oder auf schamanischen Reisen und muss sich (wie bereits die allgemeine Gewissheit der Existenz der Geister) im Glaubensbild des „Klienten" wiederspiegeln, um seine volle Wirkung zu entfalten. Kommt der Leidende beispielsweise mit der Erwartung einer Seelenrückholung, so sollte diesem Anliegen auch genüge getan werden. Die bloße Empfehlung von Heilkräutern reicht dann nicht aus und kann die erwartete Behandlung bestenfalls flankieren. Grundsätzlich sollten die schamanische Welt und Weltsicht des schamanischen Heilers geteilt werden, wenn dieser im Heilsetting auch als „Spezialist" anerkannt wird und auftritt. Im Allgemeinen reicht auf Seiten des „Klienten" ein einfaches schamanisches Weltbild von alltäglicher und nicht-alltäglicher Wirklichkeit. Zur nicht-alltäglichen Wirklichkeit gehören im Übrigen die (mittelweltliche) *Anderswelt* sowie obere und untere Welten.

Fazit: Die Heilung des „Klienten" setzt war nicht die Akzeptanz des Schamanen als Heiler und die von ihm gewählten Heilmethoden voraus (sondern kann auch unabhängig davon erfolgen), wird durch diese aber maßgeblich begünstigt. Letztendlich ist es nicht der Schamane, der heilt, sondern die eigenen (wiederbelebten) *spirits* des „Klienten" sind es. Wenn es auch klar umrissene Voraussetzungen für stattfindende Behandlungen gibt, so bleibt die eigentliche Heilung doch eine Kunst für sich. Grundsätzlich gilt: Wer heilt, hat recht!

Zu (10): Einbeziehung der Götter und des Göttlichen

Die Einbeziehung der universellen, kulturellen oder auch ganz persönlichen Gottheiten und Götter verleiht dem Meisterschamanen jene letztendliche Gewissheit (die ich persönlich gerne als „druidisch" bezeichne), dass seine Absichten bereits jetzt von Erfolg gekrönt wurden. Ohnehin geschieht alles nur nach unserem Willen, der ein göttlicher ist. Das Wunder des Guten/Goden wird durch diese Gewissheit vollbracht! Die wahren Gottheiten lehren den Menschen, dass letztlich alle Göttlichkeit in ihm selbst verborgen liegt; ja geradezu von ihm ausgeht und ohne ihn keinen Bestand hätte. Die Gottes-Erkenntnis, von der wir hier sprechen, ist allerdings kein Egoismus, sondern dessen genaues Gegenteil: ein Verschmelzen des Egos der eigenen Identität mit universellem göttlichem Sein, Bewusstsein und Glückseligkeit. Bei diesem transformatorischen Prozess sind bewusstseinserweiternde Drogen wie Psilos, LSD oder Ayahuasca von großer Hilfe, um die hier benannte, zugrundeliegende Einheit aller Dinge ganzheitlich selbst zu erleben. Es geht jedoch auch ohne diese Lehrerpflanzen. Die entsprechende Lehre heißt Advaita. Sie ist brahmanischen, also druidischen bzw. meisterschamanischen Ursprungs.

Der in diesem Absatz beschriebene zehnte Baustein gelebten Schamanentums, die Erleuchtung durch Götterkenntnis, verläuft laut den Lehren der DRACO-Stiftung in folgenden vier Phasen:

1. Schamanisch-spirituelle Erleuchtung
2. Druidisch-mentale Erleuchtung
3. Emotionale Erleuchtung der aufgestiegen Meister mit ihrem erlangten Gleichmut hinsichtlich der Geschicke dieser Welt
4. Physische Erleuchtung der Buddhas und Bodhisattvas, welche Phänomene wie spontane Materialisation und Dematerialisation beinhaltet

Zu (11): Eigene Lehre

Wenn uns bis hierhin ritualisierte Elementweihen, die Weisheit der europäischen, russischen, persischen und indischen Veden, unsere schamanischen Verbündeten (Krafttiere, Geistführer, Ahnenschamanen etc.) sowie kosmische Lehrerpflanzen (Spitzkeglige Kahlköpfe und Co.) etc. auch von großer Unterstützung waren, werden wir die letzten Stufen schamanischer Entwicklung erneut alleine erklimmen müssen.

Im Auge des Drachens, der Schwelle der Elemente, steht der Schamane alleine. Hier entscheidet sich seine Lehre und doch wird nur jener glaubwürdig und erfolgreich eine eigene Lehre verkünden können, der das Gelehrte selbst erlebte, also am eigenen Leibe erfuhr.

Selbst die mächtigsten Wesenheiten werden im Zuge eines ganzheitlich advaitischen Bewusstseins hinfällig. Das Resultat ist der wahre, kreative, bewusste und liebevolle Mensch. Er ist per-se ein Meisterschamane.

Solltest du dich zur eigenen Lehre berufen fühlen oder als schamanischer Ausbilder (*shamanic instructor*) in Erscheinung treten wollen, so sollte dir alles hier Gesagte aus erster, eigener Hand bekannt sein! Einzig und allein die gewählten Worte mögen variieren.

Universelles Schamanentum ist die Antwort auf die aktuelle Systemkrise unserer Welt! Die oben genannten letzten acht Stufen von Selbstbehauptung (4.), Naturerfahrung (5.), kultureller Einbettung (6.), künstlerisch-emotionalem Ausdruck (7.), ausgefeilter Ethik (8.), Heilungserfolg (9.), Gotteskenntnis (10.) und eigener Lehre (11.) basieren allesamt aufeinander:

a) Nur die Selbstbehauptung in Raum, Zeit und Kraft (4.) ermöglicht eine vertiefte Naturerfahrung.

b) Das Ent- und Bestehen einer Kultur basiert immer auf der zugrundeliegenden Natur (5.). Oder anders ausgedrückt: Kultur kann ohne Natur nicht bestehen.

c) Kultur (6.) setzt Emotionen frei und wird durch diese gespeist. Dieser Rückkopplungseffekt ist ein Zeichen kultureller Blüte.

d) Befreite Emotionen (7.) führen zu Ethik. Oder anders ausgedrückt: Solange wir zulassen, dass unsere Emotionen noch von außen manipuliert werden und Amok laufen, ist jeder Versuch, langfristig ethische Grundsätze zu etablieren, zum Scheitern verurteilt.

e) Heilerfolg basiert auf ethischen Grundsätzen (8.). Oder anders ausgedrückt: Krankheit wird durch Zuwiderhandlung gegen ethische Grundsätze überhaupt erst verursacht. Sie stammt in ihrem Ursprung aus der menschlichen Seele, in ihrer Abwendung von Gott (hier: *Spirit*, Universum).

f) Heilung beinhaltet immer die Anerkennung der morphogenetischen Göttlichkeit (9.) in und um uns. Lehrerpflanzen helfen uns bei dieser Erkenntnis.

g) Erst aus dem Erleben der eigenen Heilung und Entwicklung (10.) lässt sich sodann eine Lehre formen, die diesen Namen auch verdient.

h) Laut Herkunftswörterbuch des Dudens ist *Lehre* (11.) mit *Lernen* und *List* verwandt und gehört zur Wortgruppe von *Leisten*. Eine *Lehre leistet* es somit *wissend* und *weise* zu machen. Ihr Zweck ist nicht die tumbe Theorie, sondern die Praxis eines gelingenden, selbstbestimmten Lebens.

Zu (4): Wenn du ein Schamane werden, sein oder bleiben möchtest, so musst du also auch nach erfolgter Berufung, Ausbildung und Weihe weiterhin alles daransetzen, deine physische, emotionale, mentale und spirituelle Unabhängigkeit wieder komplett herzustellen und zu bewahren (= Selbstbehauptung).

Zu (5): Ebenfalls vertiefst du weiterhin deine Naturerfahrung und -kenntnis mit Elementeweihen sowie mineralischen, vegetativen und animalischen Verbündeten durch bewusstes Essen oder *Einverleiben* von Erde, Pflanzenteilen und tierischer Produkte, wobei ein wiederholtes Verspeisen (beispielsweise von Tieren) nicht erforderlich ist. Die mineralischen, vegetarischen und veganen Wege sind die besseren.

Zu (6): Sodann ist es in nicht-schamanischen Gesellschaften deine Aufgabe mit Gleichgesinnten naturspirituelle schamanische Subkulturen zu errichten und das generelle Feld des Gedenkens und der Anerkennung schamanischer Wirkkraft zu stärken. Es empfiehlt sich hierbei von sich selbst lediglich als „schamanisch Tätiger" und nicht als „Schamane" zu sprechen. Physisch-schamanische Realitäten werden auch in Europa durch Subkulturen des Feuerkreises geschaffen.

Zu (7): Ein Schamane besitzt die Fähigkeit seine sowie die Gefühle anderer auszuhalten und in etwas Wertvolleres - beispielsweise eine Erkenntnis, ein Erlebnis, eine höhere Absicht etc. - zu transformieren. Er macht regelmäßig Gebrauch von seinen kreativen Künsten, um sich selbst zu entlasten und ein reines Herz zu bewahren. Seine Kreativität mündet in rituellem Ausdruck.

Zu (8): Ein Schamane gestaltet mental die ihn umgebende Wirklichkeit, indem er sich von einer höheren Moral leiten lässt. Durch die *Art of storytelling* gelingt es ihm, nicht nur seinem Leben, sondern dem Leben-an-sich einen positiven Sinn zu verleihen. Eine ausgefeilte allesumfassende Ethik wird erkannt, formuliert und bestmöglich gelebt. Der Gang durchs Medizinrad wird vollendet.

Zu (9): Ein Schamane heilt mithilfe seiner *spirits*; er heilt die Seele. Dies ist seine Kernaufgabe.

Zu (10): Soll aus dem Schamanen sodann ein Meisterschamane werden, folgen den vorangegangenen Entwicklungsschritten im Allgemeinen noch die Gotteskenntnis (auch in Form von überlieferten Naturgottheiten), die Auseinandersetzung mit Lehrerpflanzen, ein Verständnis von Advaita (dem Bewusstsein der Alleinheit) sowie letztlich die Gestaltung einer eigenen Lehre aufgrund persönlicher Erfahrungen.

Zu (11): Die Gestaltung der eigenen Lehre umfasst sämtliche Seins-Aspekte, also alle Räume, Zeiten, Welten, Situationen, Richtungen und Dimensionen. Die Draco-Veden sind ein Beispiel einer solchen Lehre. Sie beinhalten und strukturieren all-es, das komplette All. Zugleich sind sie doch nur ein funktionierendes Modell zur Beschreibung von Wirklichkeit, ohne jeglichen Anspruch auf alleinige Gültigkeit - so wie jeder Mensch ein Abbild Gottes ist, niemals jedoch dessen alleinige Erscheinungsform.

Wir haben es hier mit einem scheinbaren Dilemma zu tun: Wirklichkeit lässt sich entweder erfahren, dann jedoch nicht adäquat mit Worten beschreiben oder aber man beschreibt sie, ohne sie in diesem Moment wirklich zu spüren. Einem Schamanen ist dieses Dilemma nicht fremd; als Lebensmeister verfügt er allerdings über diverse Lösungsansätze wie das Atmen, die Liebe und seinen Humor. Letztlich sind diese Lösungsansätze für vielleicht sogar ein und dasselbe: Atem = Leben = Liebe = Lachen = Humor. Vielleicht dürfte man hier sogar behaupten, dass es nichts Lustigers gibt, als unsere bloße Existenz auf Erden, so grausam sie uns auch manchmal erscheinen mag. Das Leben ist und bleibt ein Mysterium!

Ein Meisterschamane oder Druide geht nicht nur den oben beschriebenen naturspirituellen Weg, sondern hilft auch anderen dabei, sich zu behaupten, (ihre) Natur zu erforschen, die alten Quellen zu freizulegen, Kunst und Kultur zu erschaffen, Emotionen zu transformieren, ein guter Mensch zu sein, sich selbst zu erkennen, heil zu werden und Göttlichkeit in allem zu erfahren. Er erzählt seine Geschichten, voller Abenteuer, Wunder und immer mit gutem Ausgang.

Der schamanische Weg ist ein guter, heilender, vielfältiger, sich entwickelnder. Er ist eine Bank (*banco*) gelingenden Lebens. Was nun unterscheidet den schamanisch Tätigen außer seiner schamanischen Berufung (1.), Ausbildung (2.) und Weihe (3.) von andern Menschen, die sich selbst behaupten (4.), die Natur lieben (5.), Kultur schaffen (6.), emotionale Freiheit erleben (7.), moralisch leben (8.) und gesund sind (9.)?

Zu (4): Die schamanische Selbstbehauptung ist egozentriert aber nicht egoistisch. Es geht auf ihm nicht um Gier oder Macht über andere, sondern um Freiheit, Gesundheit, Mitbestimmung und Wohlstand für alle. Es geht einem wahren Schamanen immer um Gewinn-Gewinn-Situationen. Er handelt stets zum bestmöglichen Nutzen aller Wesen!

Zu (5): Die schamanische Naturliebe anerkennt nicht nur die biologischen, chemischen oder physikalischen, sondern auch die andersweltlichen (spirituellen) Aspekte der natürlichen Wesen. Im schamanischen Verständnis sind auch Winde, Quellen oder Steine belebt. Die Kommunikation mit ihnen sowie mit nicht-verkörperten Wesenheiten wie den Ahnen ist selbstverständlich. Die Natur wird als etwas Wesensverwandtes erfahren und nicht als etwas, was man einfach nur ausbeuten, schützen oder benutzen möchte, weil man insgeheim glaubt, über ihm zu stehen. Das Menschenreich ist lediglich ein Teilbereich der Natur. Ein Schamane nun testet und erweitert bewusst seine natürlichen Grenzen und empfängt in gleichberechtigter Kommunikation die Weihen der Elemente.

Zu (6): Die schamanische Kultur ist in jeder Phase von höherer Geistigkeit durchdrungen. Es gibt in ihr keine individualistischen Künstler, sondern lediglich Kulturschaffende zum Wohle der Allgemeinheit - inspiriert durch die eigenen andersweltlichen Verbündeten. Das Kunstschaffen des Schamanen beinhaltet alle ursprünglichen Erscheinungsformen von Kunst: Spruche, Gesang, Rhythmus, Melodie, Tanz, Skulptur, Maskerade, Schauspiel oder das Arbeiten mit rituellen Werkzeugen et cetera.

Zu (7): Der schamanische Ausdruck ist unmittelbar, nicht vorhersehbar. Er unterliegt keiner Stilrichtung oder Einschränkung und hat somit den höchstmöglichen Freiheitsgrad eines Ver-rückten erreicht. Gefühle und Emotionen werden nahezu ungefiltert ausgedrückt. Für Außenstehende kann dieser Prozess Angst einflößend sein. Er folgt keiner der ihnen bekannten Gesetzmäßigkeiten. Und dennoch ist dem Schamanen in aller Ekstase immer auch das Maß geläufig. Er kultiviert den rituellen Grenzgang.

Zu (8): In seinem Anderssein verwirklicht der Schamane nicht nur das größtmögliche künstlerisch-universelle Potential und ermöglicht einen ungeschminkten - teilweise furchterregenden - Einblick in Emotionalität und Mentalität, sondern genügt zugleich höchsten moralischen Ansprüchen. Es waren schon immer der Schamane, Druide oder Brahmane, welche die ethischen Standards ihrer Räume und Zeiten definierten. Sie pochten auf deren Einhaltung, indem sie die notwendige Korrektur von ethischen Abweichungen von den Geistern einforderten oder schlichtweg den Pendel- und Nivellierungskräften der allgemeinen Lebensgesetze überließen.

Zu (9): Ein Schamane ist immer auch an seinen strahlenden oder auch in die Unendlichkeit gerichteten Augen sowie seiner physischen, emotionalen, mentalen und spirituellen Gesundheit zu erkennen. Oder aber daran, wie positiv er mit den ihn ereilenden Schicksalsschlägen umgeht.

Was unterscheidet ferner einen Schamanen von einem lediglich religiösen Menschen (10.) oder Professoren (11.)?

Zu (10): Die Arbeit eines Schamanen führt früher oder später in die spirituelle Erleuchtung. Er ist im schamanischen Bewusstseinszustand, der Trance, eins in *Spirit*, eins mit sich selbst und allen Wesen, den Geistern und Göttern, dem Universum. Wenn wir Monotheismus als eine Lehre definieren, in welcher ein Schöpfergott (oder Demiurg) eine von ihm getrennte nicht-göttliche Schöpfung erschafft, so schließen sich dieser Monotheismus und Advaita einander aus. Ein religiöser Fanatiker oder Priester redet vielleicht viel von Gott, doch hat er diesen selbst noch nicht erlebt. Erleuchtung bedeutet All-Einheit oder Einssein mit der göttlichen Quelle. Der Glaube an eine übergeordnete äußere Gottheit (Anu, Adonai oder Allah etc.) ist hierfür nicht förderlich. Advaita hingegen ist die Lehre von der Nicht-Zweiheit oder Einheit. Advaita entspricht anhaltender spiritueller und mentaler Erleuchtung. Sie wird heutzutage idealerweise von Mooji verkörpert, einem Schüler Babajis der wiederum ein Schüler Maharshis war. Auch in Europa werden wir eines Tages wieder solche Geister haben!

Der Weg der Lehrerpflanzen (vom sechsten Schaltkreis an aufwärts) führt immerhin zu einer vorrübergehenden ganzheitlichen Erleuchtungserfahrung - also im besten Fall auch emotional und physisch. Möglicherweise führt schamanisches Arbeiten (als Katalysator) mit advaitischem Hintergrund (als Bewusstseinshaltung) unter der Zuhilfenahme von Lehrerpflanzen (zur kosmischen Vertiefung des Erlebten) eines Tages zu einer anhaltenden ganzheitlichen - d.h. spirituellen, mentalen, emotionalen sowie physischen - Erleuchtung. Zunächst einmal solltest du allerding die überlieferten Gottheiten und göttlich-morphogenetische Felder in dein schamanisches Weltbild integrieren.

Zu (11): Die vorherrschende Lehre der untergehenden, babylonischen Welt ist die Wissenschaftsgläubigkeit. Diese schließt jedoch nach wie vor überbewusste, andersweltliche Bewusstseinszustände ebenso aus wie die Einflussnahme Außerirdischer auf die menschliche Geschichte. Ein großer Fehler! Auch das Sehen mit dem Herzen muss vom Mainstream-Wissenschaftler erst noch erlernt werden! Somit stellt die wissenschaftliche Lehre nur einen Bruchteil des Wissens und der Weisheit eines Meisterschamanen dar.

Vielleicht hat es ja den einen oder anderen interessiert.
Mein druidischer Name lautet: Spinnenkind.

Asahail ok vana!

Teil III: NACHBEREITUNG

Dimensionen, Schaltkreise und unsere Entwicklung

Ausgehend von den neun DRACO-Leary-Schaltkreisen und den damit in Zusammenhang stehenden Schöpfungswelten oder Dimensionen, werden wir hier eine weitere mögliche Sicht auf die uns umgebende Welt formulieren. Es kann dabei nicht entschieden werden, ob es sich bei dieser Welt um äußere Realität, innere Wahrnehmung oder lediglich ein bewusst programmiertes illusorisches Gesamtkunstwerk handelt. Vermutlich existiert die Erde sogar auf all diesen Frequenzbereichen parallel. Für die jeweiligen Bezeichnungen der Schaltkreise und Dimensionen werden römische Zahlen benutzt.

Folgende Festsetzungen (Axiome) werden vorgenommen:

1. Die Schaltkreise I bis III entsprechen den drei Raumdimensionen von Höhe, Länge und Breite. Eine dreidimensionale Welt wird durch sie konzipiert. Sie bilden das Grundgerüst für eine statische Konstrukt, in welchem bereits Mineralien, Pflanzen und Tiere etc. - zumindest als Hintergrundkulisse - leben.

2. Die Schaltkreise IV bis VI entsprechen den drei Zeitdimensionen von Gegenwart, Vergangenheit und Zukunft. Leary definierte I bis IV als larvale Schaltkreise (also Höhe, Länge, Breite und Gegenwart („Zeit")), während V und VI (also paralleles Erleben von Vergangenheiten und Zukünften) von ihm bereits einer post-larvalen menschlichen Entwicklung zugesprochen wurden. Wir übernehmen diese Setzung.

Das allgemeingültige vierdimensionale Raum-Zeit-Kontinuum wurde mit den ersten vier Schalkreisen oder Dimensionen abschließend konstruiert. Es basiert auf fünffacher Sinneswahrnehmung (Hören, Sehen, Riechen, Schmecken und Tasten). Die meisten heutigen Menschen schaffen es mit ihren Schaltkreis-Entwicklungen nicht über dieses Stadium hinaus.

3. Die Schaltkreise VII bis X stehen - gemäß der DRACO-Matrix - für die Schöpferdimensionen von physisch-genetischer Neuprogrammierung (= VII), atomarem Gefühlserleben (= VIII) bzw. eines mental-subatomaren Seeelnbuchs oder Schicksals (= IX).

4. Es folgen die Dimensionen eines ionisches Seelenwissens (= X) sowie die drei eigenständigen Schicksalsdimensionen von Urd, Verdandi und Skuld (= XI bis XIII).

5. Derart gestaltet sich (aus meiner Sicht) die Welt, in welcher wir leben. Natürlich könnte alles auch ganz anders sein - meine Gedanken fliegen frei - so aber erscheint es mir momentan am plausibelsten. Ernsthaft!

Schauen wir uns daher die wichtigsten mit den Schaltkreisen in Verbindung stehenden Wirkstoffe etwas näher an:

I: Opiate/Benzodiazepine
II: Ethanol/Ketamin
III: Koffein/Kokain/Amphetamine/Ritalin etc.
IV: Extasy/Damiana/Ephedra/Kakao
V: Cannabis etc.
VI: Psylocibin/Peyote/Iboga
VII: LSD

VIII: Nachtschattengewächse

IX: Ayahuasca

X - XIII: auf materieller Ebene unbekannt bzw. nicht existent

6. Der herkömmliche Mensch besteht aus neun Schaltkreisen. Die eigentliche Schöpfung hingegen findet auf dreizehn Schaltkreisen statt. In X wird der Mensch zum Selbstschöpfer. Auf den Ebenen XI bis XIII ist er einfach nur noch Gottwesen oder Universum/Spirit.

Aus den vorangehenden sechs Axiomen lässt sich sodann Folgendes ableiten:

7. Die Entwicklung des Menschen erfolgt über seine Schaltkreise.

8. Auf den Schaltkreisen I bis IX helfen Wirkstoffe, die bestenfalls zum Teil irdischen Ursprungs sind.

9. Im Sinne einer guten oder zumindest gelingenden menschlichen Entwicklung hilft der bewusste Umgang mit diesen - auch „Drogen" genannten - Substanzen.

<u>Die Wirkstoffgruppen im Einzelnen:</u>

I: Die Wirkstoffe von I dienen der Entwicklungsverlangsamung durch Besänftigung störender Umweltreize und gegebenenfalls der Rückkehr in einen prä-natalen/prä-existenten Zustand göttlichen Schlafs. Von ihrem Genuss wird abgeraten. Gesunde, sich „normal" entwickelnde Menschen bedürfen dieser Substanzen bestenfalls zur Linderung physischer Schmerzen (beispielsweise nach einem Unfall) nicht jedoch zur emotionalen, mentalen oder seelischen Betäubung. Die Hauptproblematik der Opiate in den westlichen Gesellschaften liegt in falscher Dosierung mit verunreinigten Stoffen. Sucht und Suche bedingen sich gegenseitig.

Positiv: Befreiung von Schmerzen
Negativ: Rückkehr in den Todeszustand // Betäubung vor dem Leben

II: Die Substanzen und/oder Wirkstoffe von II dienen noch immer der emotionalen Entspannung, tragen aber bereits ein aufrüttelndes, sich selbst-behauptendes Potential in sich. Bewegung setzt ein. Alkohol ist sozusagen als Gegenspieler der Opiate zu begreifen. Territorien werden abgesteckt. Die Schattenseiten dieser Drogengruppe (hier: Alkohol, Ketamin, Amanita) sind die oftmals mit der primären Selbstbewusstwerdung (Individualisierung) und Selbstbehauptung einhergehenden übertriebenen Aggressionen. Auch ein bewusstloser Rausch (*blackout*) droht bei Überdosierung. Einjeder muss hierbei ein gesundes Verhältnis zu dieser Gruppe entwickeln. Im Idealfall mag dies in der kompletten Abstinenz liegen.

Positiv: Emotionale Entspannung und Selbstbehauptung
Negativ: Übertriebene Aggression (Wut) // Blackout

III: Die Wirkstoffe von III stimulieren den Geist und verhelfen zu Konzentration, Nachdenken und Klarblick. Kommunikation ebenso wie technisch-symbolische Leistungen werden beflügelt. Bei übertriebener Anwendung beschädigen diese Drogen allerdings die Gefäße und andere natürliche Körperfunktionen. Eine maßvolle, gelegentliche Nutzung der schwächer wirkenden Stoffe (hier: z.B. Koffein/Teein) wird empfohlen. Von stärker wirkenden Substanzen (hier z.B.: Kokain oder Speed) wird tendenziell eher abgeraten.

Positiv: Geistige Stimulation // Leistungsfähigkeit
Negativ: Arrogante Überheblichkeit // umschlagende Müdigkeit

IV: Die Substanzen von IV öffnen das Herz, was gleichermaßen zu sexuellen wie sozialen Verwicklungen führen kann. Schlimmstenfalls entsteht Herzrasen, was bei wiederholtem Auftreten allerdings problematisch sein könnte. Darüber hinaus gibt es von mir zum Gebrauch der entsprechenden Wirkstoffe keinerlei ausgesprochenen Empfehlungen, außer vielleicht jener, sich diesen Substanzen eher in einem intimen Setting hinzugeben, denn in der Öffentlichkeit.

Positiv: Herzöffnung
Negativ: sexuell-soziale Komplikationen // Herzrasen

Nach einem gelingenden physischen Eintritt der Gesamtpersönlichkeit in die Welt der Erfahrungen (I), einer stattfindenden Individualisierung und Selbstbehauptung gerade auch auf emotionaler Basis (II), einer entsprechenden geistigen Entwicklung (III) sowie der empathischen Herzensschulung (IV) gilt die larvale Entwicklung eines Menschen als abgeschlossen. Es folgen postlarvale Entfaltungsstadien.

V: Mit den Cannabinoiden und anderen Substanzen auf V tritt der Mensch (durch das Urbild des Menschen) in sein eigentliches Menschsein (Leben in Midgard) ein. Er gerät in Entzückung. Bei einer zu häufigen (täglichen?) Nutzung dieser Drogengruppe kann jedoch eine gewisse Abstumpfung eintreten oder der Konsument entsprechender Antriebskräfte aus II, III oder IV beraubt werden. Meines Erachtens sollten Cannabis, Kokablätter, Khat und Co. nach Möglichkeit immer in freier Natur (oder zumindest einem harmonischen Umfeld) genossen werden. Es sind diese Kulturen (Cannabiskultur etc.), die der Welt den ersehnten Frieden bringen werden.

Im Übrigen ist die Doppeldeutigkeit von Kultur als (a) „Anbau einer Feldfrucht" und (b) „Zivilisation" kein Zufall, sondern zeigt, wie sehr unsere Ernährung oder wie hier der Anbau und Konsum von Drogen auf unser Bewusstsein und damit auf die Entstehung von Kultur und Zivilisation einwirken. Kult-ur ist nichts anderes als der Ur-kult entsprechender Wirkstoffe. Aus Natur wird in einem ersten Schritt Kultur und erst in einem zweiten Schritt entstehen Kunst und Kater, Ritual und Religion, Zeremonie und Zweck; sprich: Zivilisation... Jegliche Ernährung wirkt auf unsere neun Schaltkreise ein und hat damit maßgeblichen Einfluss auf unser Bewusstsein! Wirkstoffe definieren den Menschen und die durch ihn geschaffene Gesellschaft.

Positiv: gesteigertes Gewahrsein // Kreativität // Genuss und Entspannung
Negativ: mögliche Antriebslosigkeit

VI: Auf VI gewinnt ein Mensch zunehmend an Tiefe; er wird in die Lage versetzt, sein Gehirn und Nervensystem selbst zu programmieren; sei dies durch NLP oder Wirkstoffe wie Psylocibin oder Meskalin. Die Gefahr eines physischen oder psychischen abhängig Werdens sehe ich bei diesen Naturstoffen (Drogen) nicht, wohl aber die Gefahr, dass während des Rauschs notwendige soziale Komponenten (wie beispielsweise die Versorgung von Haustieren oder gar Kindern) vernachlässigt werden. Leary spricht in diesem Zusammenhang von *Ekstase*; persönlich erscheint mir für diesen Schaltkreis die Bezeichnung der *Trance* als die bessere (siehe auch: VII). Auch wenn die Wirkstoffe von VI (hier: u.a. Psylocibin, Meskalin, Iboga) teilweise als Partydrogen zum Einsatz kommen, so ist ein ritueller Umgang mit ihnen doch zu empfehlen. Immerhin haben wir es hier mit potenten Lehrerpflanzen zu tun.

Positiv: Bewusstseinserweiterung in Trance
Negativ: Vernachlässigung alltäglicher Obliegenheiten

VII: Auf VII dringen wir sodann zur Programmierung unserer DNA vor, eine Ebene, welche noch unterhalb jener neurologischen des vorangegangenen Schaltkreises liegt. Auch wenn *Trance* und *Ekstase* im Allgemeinen als Äquivalente benutzt werden, möchte ich an dieser Stelle doch den Begriff der *Ekstase* für den siebten Schaltkreis überschreiben und prägen. Sie ist jener Zustand, der eintritt, wenn die *Trance* von VI (trommeln, singen, tanzen etc.) in die Stille geht. Auch wenn die *optics* oder *visuals* von VII (also z.B. intensive Farbwahrnehmung; abgerundete Ecken; verschwimmende Gegenstände; Wellenbewegungen etc.) einfach nur genossen werden dürfen, sollten meines Erachten doch die Wirkstoffe des siebten Schaltkreises (hier: LSD) - wie bereits jene des vorangegangen sechsten Schaltkreises - immer rituell genossen werden, um daraus persönliche Bewusstseinserweiterung zu erfahren und die Gefahr von Horrortrips oder die Selbstgefährdung aufgrund fehlerhafter Einschätzungen zu minimieren. Es gelten Set, Setting, Reinheit und Dosierung.

Positiv: Möglichkeit genetischer Selbstprogrammierung
Negativ: Gefahr von Horrortrips

VIII: Nachdem wir uns nun von V (Entzückung) über VI (Trance) und VII (Ekstase) immer höhere Glücksgefühle auf immer verborgeneren Seinseben (Tiefenphysis → Gehirn → Genetik) erlangten, muss irgendwann der Fall kommen und genau dies geschieht auf VIII. Zwar dringen wir hier bereits in den Bereich atomarer Selbstprogrammierung unserer Existenz vor, doch Aztekensalbei oder die Nachtschattengewächse wie Tollkirche, Bilsenkraut, Stechapfel oder die Engelstrompete verlangen noch einmal alles von uns. Schwierig ist ihre Dossierung, lähmend bis letal ihre Wirkung, Angst einflößend ihr Wesen. Der suchende Mensch kommt nicht umhin sich der „bleiernen, atomaren Schwere" dieses Schaltkreises zu stellen. (Und sei es durch Nikotinrausch oder den extensiven Verzehr von Kartoffeln und Tomaten.) Während die Substanzen von I regredierend wirken und uns bei mangelhafter Gesundheit in Dämmerlicht, Schlaf und Tod „zurückdrängen", fungieren jene von VIII als - zum Teil ebenfalls letale - Wächter vor dem Eintritt in höhere Bewusstseinsräume, welche ihrerseits wieder an den ursprünglichen Schlaf oder Tod erinnern.

Positiv: Wächterfunktion // nukleare Selbstprogrammierung
Negativ: Schwere Dosierbarkeit

IX: Nicht umsonst wird bei Ayahuasca auch von einer Todesliane gesprochen. Dennoch (oder gerade deshalb) erlangen wir auf IX Einsicht in subatomar verborgene, universelle Wirklichkeiten kosmischen Daseins und treten in Kontakt mit Gott oder den Göttern. IX kann daher abschließend auch als göttlicher Schaltkreis bezeichnet werden. Außer möglichen Horrortrips bei unzureichendem Set oder Setting sehe ich hier keinerlei Gefahren.

All jene, die in sich und ihrer Seele bereits aufgeräumt haben, werden die Schattenwärter von VIII überwinden und auf IX höchste Weisheit und Wonne erfahren. (Und zwar trotz der damit unter Umständen verbundenen Kotzeritis.)

Positiv: Einsicht in verborgene Wirklichkeiten // Kontakt mit Göttern
Negativ: Möglichkeit eines Horrortrips

Hinter jeder Droge steckt eine Wesenheit (*Deva* etc.), die wiederum andere Wesen hervorbringt. Zusammenfassend lässt sich sagen: Die Wirkstoffe von I können zur Apathie und seelischer Gleichgültigkeit führen und weisen so den Weg zurück in pränatale Zustände. Auch der Förderung von Zusammenhalt und Gemeinschaftsleben stehen Schlafmittel und Opiate (I) eher hinderlich entgegen. In einem gesunden Umfeld allerdings mit reinen Stoffen und angemessener Dosierung können natürliche Substanzen (Blumen!) wie der Schlafmohn durchaus der persönlichen Gesundheit dienen. Auf II setzt sodann die emotionale Entspannung und Selbstbehauptung ein. Der Mensch erweist sich hier bereits als uneingeschränkt lebensfähig. Im Übermaß genossen können die Wirkstoffe von II (Ethanol, Ketamin, Amanita) jedoch auch zu willenlosen Rauschzuständen und sinnlosen Aggressionen führen. (Es gibt verschiedene Wirkplateaus.) Darüber hinaus verfolgen die Wesen des zweiten Schaltkreises immer ihre eigenen Interessen, welche sich nicht nach den Menschen richten. Geistige Ordnung folgt auf der III. Entsprechende Substanzen (Amphetamine etc.) können von Menschen zwar hilfreich genutzt werden, stehen ihnen aber (wie beispielsweise Kokain oder Ritalin) nicht wirklich freundlich gegenüber. Kokain beispielsweise ist - in meiner Wahrnehmung - das Ergebnis der Folter von einfühlsamen Kokablättern - ein schreckliches Produkt. Entsprechend egomanisch verhalten sich nicht wenige seiner Konsumenten.

Ganz anders gestaltet es sich schon mit den grundsätzlich verspielten Drogen auf IV (MDMA etc.). Die einzige Gefahr, die ich bei ihnen wahrnehme, ist, dass sie die menschlichen Herzen in einem Maß öffnen, dass sie hernach nicht mehr in der Lage sind, in der eigentlichen - ungleich hässlicheren - Realität klarzukommen: Weltenschmerz dringt ins geöffnete Herz! Die Depression folgt auf den Fuß.

Nach den larvalen Schaltkreisen mit ihren entsprechenden Wirkstoffen folgen die postlarvalen.

Auf der V ist ein Mensch bereits voll entfaltet und die Entzückung über das eigene Menschsein tritt ein. Frieden wird aus den kultur- und kunstaffinen Kreisen des fünften Schaltkreises kommen. Entsprechende Drogen lassen sich nicht länger verbieten. Mit den psychoaktiven Wirkstoffen von VI und VII wird es sodann richtig spannend. Bewusste Neuprogrammierung wird rituell initiiert. Der Mensch bekommt hier Mittel zur Selbstgestaltung an die Hand gegeben und sinnt auf eine Revolution des Bewusstseins. Jeder Trip ist eine Reise zur Erkenntnis. Auf der VIII befindet sich sodann mit dem Geschlecht der Nachtschatten ein letzter Schwellenhüter, bevor es der aufwärts strebenden Seele auf der IX erlaubt wird, wieder in die eigene Göttlichkeit zurückzufinden und auf Augenhöhe mit Seinesgleichen zu kommunizieren. Von meiner Sichtweise und Erfahrung her ist Mutter Ayahuasca (IX) definitiv die Königin aller Lehrerpflanzen. Sie reinigt, lindert und heilt, was immer es auch sei.

P.S.: Mit dem Rauchen von DMT habe ich keine persönlichen Erfahrungen gemacht. Von meinem Gefühl her ist die kombinierte (rituelle) Einnahme von Ayahuasca (MAO-Hemmer) und Chacruna (DMT) aber in jedem Fall aufgrund ihrer mehrstündigen Wirkung (therapeutisch) zu bevorzugen.

P.P.S.: Die hier gezeichnete Abfolge und Entwicklung der Schaltkreise ist alles andere als ein Zufall; entspricht sie doch 1:1 dem eurasischen Medizinrad, dessen Grundkenntnis aus den Dracoveden ich hier voraussetze. Hier die Übersicht:

1. Die Opiate (I) gedeihen im nördlichen Viertel des Todes oder Schlafs.

2. Es folgen Selbstbehauptung, Erwachen oder Individualisierung (II) im Nordosten. Wir sprechen vom Tor der Geburt.

3. Die geistig wirksamen Substanzen von III sind sodann eindeutig dem Osten (Intellekt) zuzuordnen.

4. Die herzöffnenden Wirkstoffe von IV entsprechen der Pubertät oder dem Tor der Veränderung im Südosten. Die Erkenntnis der Liebe zu allen Menschen und Wesen tritt frühestens in diesem Stadium ein.

5. Es folgen Cannabis, Kokablätter, Khat und Co (V) im kreativen, erschaffenden Süden. Nicht umsonst lautet die Empfehlung für diese Substanzen, sie nach Möglichkeit im Freien einzunehmen: Im Freien bist du frei und kannst genießen. Der Süden steht für Sichtbarkeit, Körperlichkeit und Fülle; oder auch: „High macht frei."

6. Pilze (hier: spitzkeglige Kehlköpfe der VI) lassen sich leicht dem Südwesten zuordnen, dem Tor der zweiten Chance.

7. LSD (VII) entspricht dem Meer des Tiefenbewusstsein (Atlantik) oder auch den Inseln der Träume im fernen Westen.

8. Es folgen die Nachtschattengewächse (VIII) im Todestor des Nordwestens sowie abschließend der göttliche Schaltkreis (IX) im Zentrum des Lebensrads.

Merke: Es gibt nichts Neues in der Welt und ein einmal gefundener richtiger Ablauf wird sich auf allen Ebenen immer wieder bestätigen.

Die Lebenserfahrung zeigt, dass Iboga (VI) das Verlangen nach Opiaten (I) heilt und LSD (VII) jenes nach Alkohol (II). Beides gilt m.W. auch als medizinisch bewiesen. Wir vermuten daher, dass ebenfalls Nachtschattengewächse (VIII) das Verlangen nach Kokain kurieren sowie Ayahuasca (IX) jenes nach Ecstasy. Die Anordnung der Drogen dieser Schaltkreise ist also ebenfalls alles andere als Zufall.

So wie die Stimulanzien der höheren Schaltkreise VI bis IX also mögliche Abhängigkeiten zu Suchtmitteln der niederen <<larvalen>> Schaltkreise I bis IV überwinden, verliert auch ein erwachsener Mensch, der in das Unternehmertum des Südens eingekehrt ist, sein Interesse an den Spielen seiner Kindheit und Jugend. Ein weiteres Mal sehen wir hier, dass alles mit allem zusammenhängt und sich wahrhaftige Modelle jederzeit ergänzen und übertragen lassen.

P.P.P.S.: Drogen können grundsätzlich alle Schaltkreise der menschlichen Schöpfung stimulieren, regulieren oder auch zerstören. Von Substanzen, die lediglich alle unsere Schaltkreise attackieren, ist daher in jedem Fall Abstand zu nehmen. Ich spreche hier beispielsweise von Kleber, Chrystal oder Crack. Die erste Information, die wir über eine uns fremde Droge erlangen, ist immer das Umfeld ihrer Konsumenten. Wie geht es diesen Leuten? Kommen sie mit ihrem Leben zurecht? Sind sie glücklich? Verantwortungsbewusst? Nicht hoch genug wertgeschätzt werden kann in diesem Zusammenhang somit auch eine gute <<wahre>> Drogenberatung im Gegensatz zu jener absolut unverantwortlichen, - da nicht ausreichend differenzierenden und bewusst manipulierenden - „Beratung", die uns staatliche Stellen angedeihen lassen wollen. Es wäre ferner zu überlegen Drogenberatung - als Qualitätsmerkmal - grundsätzlich jeglicher staatlichen Kontrolle zu entziehen! Meines Erachtens gehen mindestens 90% aller Drogentoten auf regulierende und manipulierende staatliche Eingriffe zurück! Der Staat bekämpft hier wieder einmal eine Sucht und Kriminalität, die er selbst hervorbringt!

Vergleich der neun Schaltkreise mit den neun Welten der Germanen

Vergleichen wir die Abfolge der neun Schaltkreis mit den neun Welten unserer germanischen Vorfahren, so würden wir unsererseits folgende Zuordnungen vornehmen:

I: Reich der Holle = Helheim
II: Reich der Riesen = Jötunheim
III: Reich der Lichtalben = Ljossalfheim
IV: Reich der Vanen = Vanaheim
V: Reich der Menschen = Midgard
VI: ?Reich der Nebel = Niflheim
VII: ?Reich des Feuers = Muspelheim
VIII: Reich der Dunkelalben = Svartalfheim
IX: Reich der Asen = Asgard

Grundsätzlich bleibt festzustellen, dass die von uns benutzte Auswahl an Substanzen, Drogen, Lehrerpflanzen, Devas und/oder Wirkstoffen einen immensen Einfluss auf die gleichermaßen von uns wahrgenommen Welten und Wesen, Geister und Götter hat.

In der menschlichen Entwicklung anhand von neun Schaltkreisen gelangen wir aus der Unterwelt des Schlafmohns, dem Reich der Schatten und Toten (I) in das Reich der Giganten (II), welche sich allesamt gerne auch als „Könige" feiern lassen (König Alkohol etc.). Es folgen mit Guarana und den Wachmachern lichte, erfindungsreiche <<strahlende>> Männer und Frauen (III) sowie mit Damiana, Ephedra, Kakao und Co das herzliche Göttergeschlecht der Vanen genannten Fruchtbarkeits- und Erdgottheiten auf der IV. Als ihr Anführer gilt Freyr (keltisch: Cernunnos; griechisch: Pan).

Mit den aufsteigenden larvalen Schaltkreisen I bis IV ist also jeweils auch eine höhere germanische Welt verbunden: Die Vanen stehen in ihrer moralischen Entwicklung über den Lichtalben, diese wiederum über den Giganten (Riesen) und der Unterweltgöttin Hel (Frau Holle) mit ihren schrecklichen Kindern wie dem Fenriswolf oder der Midgardschlange. Auf V haben wir sodann Midgard, das Reich der Menschen, erreicht. Es ist nicht nur in der Struktur der neun Schaltkreise, sondern auch im alle Welten tragenden Baum Yggdrasil, der axis mundi, genau in der Mitte angesiedelt. Lasst uns in Midgard, dem mittleren Garten oder Reich der Menschen verweilen. Es ist aus meiner Sicht eindeutig der Cannabiskultur (und vergleichbaren Kulturen wie jener von Coca in Südamerika oder von Khat im arabischen Raum) zuzuordnen. Selbst Odin war als großer Kiffer bekannt, der sich so mit den Menschen verband. Ich liebe ihn.

Die folgenden beiden Schaltkreise oder *Welten* (VI und VII) lassen sich nicht mehr ganz so eindeutig Muspelheim, dem Land der Feuerriesen und des Feuers beziehungsweise Niflheim, dem Land der Nebel, Eisriesen und des Eises zuordnen. Vermutlich entspricht der sechste Schaltkreis (Psylocibin) Niflheim, dem Land der Nebel, und der siebte (LSD) Muspelheim, dem Land des Feuers. Sodann kommt eine finale Prüfung: In VIII muss sich der entwickelnde Mensch (mit den Nachtschattengewächsen) dem griesgrämigen, wenn auch schmiede- und kunstbegabten Volk der Dunkelalben (Zwerge) stellen, ehe er abschließend ins Reich der Götter, nach Asgard, dem Garten der Asen - wie eine Schlange (Ayahuasca) - aufzusteigen vermag.

Ich denke also durchaus, dass die germanische Mythologie in ihrer Ausgestaltung auch der Benutzung von Drogen entsprach, wie zum Beispiel dem Schlafmohn (I), Met (II), Fliegenpilz (hier: III), Meerträubel (IV), Cannabis (V), Spitzkegliger Kahlkopf (VI), Mutterkorn (VII), Bilsenkraut etc. (VIII) oder Schilfrohr/Steppenraute/Soma (IX).

Sollten Sie mir bis hierher folgen können, so würde ich Sie bitten, gemeinsam einen letzten Vergleich der neun Reiche der Germanen mit dem eurasischen Medizinrad der DRACO-Matrix bzw. der Draco-Veden - in Form einer Spiegelung - vorzunehmen:

Beginnen wir mit der I (hier: Helheim), welches folgerichtig dem Norden (auch in der DRACO-Matrix *Reich der Holle* genannt) zuzuordnen ist, dem Reich des (scheinbaren) Stillstands. Der Tod ist in Helheim beheimatet. In der germanischen Mythologie sammeln sich hier alle Menschen, welche nicht im (glorreichen) Kampf starben und entsprechend nach Walhalla eingingen.

Es folgt die II (hier: Jötunheim), das Reich der Urkräfte oder Riesen, welches immerhin als Wächter für die Geburt im Nordosten stehen könnten.

Ljossalfheim, das Reich der Lichtalben entsprich dem himmlischen Volks des Altaigebirges, dem spirituellen Mittelpunkt Eurasiens. Es steht treffend auf der III im Osten, fest in der *Qualität* der Geistigkeit (Luft) verwurzelt. Der Osten steht zugleich für die Kindheit.

Auf der IV im Südosten folgt Vanaheim, das Reich der Fruchtbarkeitsgötter, welche einfach mit der Pubertät in Verbindung gebracht werden können.

Im Süden, der V, stoßen wir sodann auf Midgard, das Reich der Menschen, seine *Qualitäten* sind die (scheinbare) Tätigkeit oder das Unternehmertum.

Die Positionen VI (hier: Niflheim) und VII (hier: Muspelheim) sind indessen ungleich schwieriger mit dem Südwesten bzw. Westen in Verbindung zu bringen. Natürlicherweise würde man Niflheim eher mit dem Norden und Muspelheim mit dem Süden assoziieren.

Nimmt man Niflheim (VI) allerdings als „Reich der Nebel" (und weniger des Eises) wörtlich, so lassen sich in dessen Nebeln tatsächlich die Frühnebel des Südwestens als Übergangsstadium vom Sommer zum Herbst erkennen. Im Leben eines Menschen steht der Südwesten für die Mittlebenschance.

Der folgende Westen (VII) steht für Gefühle, Ältestenschaft oder Wasser. Sollte das Feuer der Säure LSD daher in erster Linie für Kontemplation und Rückschau verwendet werden?

Die nächste Position der VIII ist mit den Nachtschattengewächsen im Todestor des Nordwesens wiederum einfach mit den Dunkelalben zu besetzen; ebenso wie das Zentrum des Medizinrads (IX) mit Asgard, der zentralen Welt der Asen mit dem Idafeld und all ihren Palästen.

So weit, so gut. Kommen wir nunmehr zu der spannenden Frage, ob wir uns in einer simulierten oder einer realen Welt befinden.

Leben wir in einer Simulation?

Wenn man David Icke folgt, so leben wir in einer riesigen von Reptiloiden und/oder Archonten geschaffenen Illusion, in der nicht nur in der Gesellschaft (Medien, Politik, Wirtschaft, Finanzen, Gesundheitswesen etc.) alles auf den Kopf gestellt wurde, sondern bereits schon die Mineralien, Pflanzen, Tiere, Planeten, Sterne und überhaupt alles lediglich schlechte Kopien eines einstmals existierenden goldenen Zeitalters bzw. eines ursprünglich <<wahren>> Universums sind. Im Prinzip entspricht also alles mit unseren herkömmlichen fünf Sinnen Wahrnehmbare einem drei- oder vierdimensionalen gigantischen Computerprogramm. Dieses Raum-Zeitkontinuum wäre nichts anderes als eine große künstliche Attrappe, Illusion oder Simulation.

Laut Icke haben sich ursprünglich alle Tiere und Menschen vom göttlichen Energiefeld genährt, von dem wir jedoch mittlerweile bewusst durch die Technik der Schattenmächte (Anunnaki/Demiurgen/Archonten/Zetas etc.) abgeschirmt werden. Aus diesem Grund hätten die Tiere damit begannen, sich gegenseitig aufzuessen oder aber wären bereits als entsprechende Wesen programmiert worden, um uns Menschen im Gedanken an einen ständigen Kampf und Mangel gefangen zu halten. Dies wiederum würde den Interessen der Schattenmächte zuspielen, da sie sich von unserer Angst ernähren und diese zugleich verhindert, dass wir Menschen uns gegen sie erheben.

Icke führt in seinem Buch <<Das Ich-Phantom>> weiter aus, dass der Saturn mit seinen Ringen nichts anderes als eine gigantische Station zur Programmierung einer <<falschen>> Matrix (= Computerprogramm) sei und auch der Mond lediglich der Übertragung archontischer Informationen zur Erde diene.

Könnte dies alles so stimmen? Nun, bei allem Respekt, den ich dem großartigen Denker, Forscher und Offenbarer Icke entgegenbringe, so glaube ich persönlich doch, dass er bei einigen seiner Aufführungen über das eigentliche Ziel hinausschießt. Meines Erachtens ist unsere Gesellschaft mit ihren Gesetzen, Dogmen und Tabus zwar im höchsten Grade archontisch verseucht. Hierbei gebe ich Icke zu 100% recht. Auch dass sich die genannten Schattenmächte unserer menschlichen Emotionen, Kreativität und Energie bedienen, wird von mir so wahrgenommen und geteilt. Sie ernähren sich regelrecht davon. Die aktuelle Steuerlast ist nur ein materieller Ausdruck des eigentlich stattfindenden Energieraubs auf feinstofflichen Ebenen. Dass aber unsere komplette Erde und Erlebniswelt (Natur, Elemente etc.) nichts als eine von Reptiloiden/Archonten geschaffene Computersimulation seien, glaube ich nicht. Ich stehe in guter Beziehung mit allen Himmelskörpern (Mutter Erde, Vater Sonne, Großmutter Mond, galaktische Zentralsonne etc.) sowie den Elementen (Bruder Feuer, Bruder Wind, Schwester Wasser, Schwester Erde) und glaube daher nicht, dass diese lediglich künstlich hochgeladen oder simuliert wurden, um uns zu täuschen. Wissen tue ich es natürlich nicht. Der Gedanke an einen derartigen - unser Herrschaftssystem, seinen Energieraub und seine auf den Kopf gestellten gesellschaftlichen Strukturen noch übersteigenden - Schwindel fühlt sich weder gut noch richtig an.

Da Bauchgefühl eine absolut wichtige Wahrnehmung ist, auf die zu hören ich in meinem Leben immer wieder lernen musste, verneine ich derartige Meinungen. Oder anders ausgedrückt: Für mich sind die Elemente und Reiche (also auch die Mineralien, Algen, Pilze, Flechten, Moose, Farne, Pflanzen, Tiere, Enkel, Ahnen, Geister, Götter), unsere Erde, unser Sonnensystem und Universum durch und durch mit reiner göttlicher Energie durchdrungen. Ich unterscheide *Matrix* und *Kristallgitternetz*. Während die *Matrix* (= Universum) in Wirklichkeit eine zutiefst liebevolle Wesenheit (= Gottwesen) ist, was uns alles gibt, worum wir es bitten (also auch Naturgesetze etc.), ist das *Kristallgitternetz* ein künstlich-okkult-energetisch von Schattenmächten geschaffenes Gefängnis der menschlichen Versklavung. Anders als im Film „Matrix" glaube ich daher auch nicht, dass wir bereits als *Larven* bestehen und jegliche Realität (= Natur etc.) Illusion ist.... *Larven*, die von Künstlicher Intelligenz, Maschinen oder Schattenmächten (in erster Linie Reptiloide und mit ihnen in symbiotischer Verbindung stehende Archonten - beide unter den verschiedensten Namen bekannt) als reine Energiespender kultiviert werden, indem man ihnen (lediglich) eine vierdimensionale Wirklichkeit vorgaukelt... In meiner Wahrnehmung stehen Reptos und Zetas, Asuras oder Archonten der positiven Energie der wahrhaftigen *Matrix* machtlos gegenüber, so sehr sie sich auch bemühen mögen. Ihr *Kristallgitternetz* ist ihre schlechte Kopie dieser universellen Macht; nicht aber die tatsächliche Welt, in der wir leben. Mutter Erde (Pachamama, Gaia, Midgard etc.) ist nach wie vor heilig! Lasst euch nicht irre machen: Der Wald wächst wie eh und je!

Letztlich könnte es sogar egal sein, ob wir in einer echten oder lediglich simulierten Welt leben, da alles so ist, wie es nun mal ist und ich es als meine/unsere Aufgabe begreife, das Beste daraus zu machen und das uns manipulierende, unterjochende, ausbeutende und versklavende - ungerechte - mit den eigentlichen Lebensgesetzen nicht in Einklang stehende Herrschaftssystem (*Kristallgitternetz*) möglichst friedfertig zu überwinden, so dass auf Erden - Computerprogramm hin oder her - wieder sozial gerechte, nachhaltige, friedfertige und freudige Lebensbedingungen einkehren. Die entspräche einer Freilegung der echten Matrix. Sie ist die eigentliche DNS unseres Universums, unser Naturrecht, welches den Menschen und allen Wesen absolut liebevoll, friedfertig und bewusst gegenübersteht. Der Kampf der Kräfte wurde uns nur aufgezwungen. Das Gottwesen (Universum, Matrix, Tao, Dharma, Wyrd etc.) kennt keinen Kampf. Der Mensch - als Gottes Ebenbild - ist gut! Ich meine dies so wörtlich wie es hier steht: Gut = *god* = Gott!

Dass wir es auf Erden also mit einer massiven, von dunklen Kräften (JHWH?) bewusst eingefädelten, perfiden Manipulation unserer kompletten Wahrnehmung zu tun haben, sei indessen unbenommen. Diese bösartige, globale Bewusstseinsmanipulation umfasst gleichermaßen unser gesundes Körperempfinden, unsere Emotionen, Gedanken und unseren Glauben an jegliche Selbstverständlichkeiten auf Erden!

- *JHWH (Jahwe etc.) ist ein Guter*
- *Alle Drogen sind gefährlich*
- *Atlantis hat nie existiert*
- *Es gibt keine Außerirdischen*
- *Es gibt keine Elementarwesen oder Naturgottheiten*
- *Jesus starb am Kreuz*

- *Technologie ist gut*
- *Deutschland trägt die alleinige Kriegsschuld*
- *Die BRD ist ein Staat*
- *Wahlen ändern etwas*
- *Der Mensch ist hauptverantwortlich für den Klimawandel*
- *Wir brauchen Steuern*
- *Schule ist gut für Kinder*
- *Zeitungen berichten die Wahrheit*
- *Volksvertreter dienen dem Volk*
- *Unser Wirtschaftssystem dient den Menschen*
- *Chemotherapie heilt Krebs*
- *Intuition ist Humbug*
- *Der Mensch ist des Menschen Feind*
- *Spaltung und Kampf ist notwendig*

Et cetera. Diese kurze Liste könnte beliebig fortgesetzt werden!
(Für wie dumm haltet ihr uns eigentlich?)

Reizvoll ist und bleibt der Gedanke, dass sich das menschliche Leben (egal ob Original oder schlechte Kopie!) auf den neun DRACO-Leary-Schaltkreisen abspielt, obwohl insgesamt dreizehn Dimensionen zur Verfügung stehen. Möglicherweise werden wir auch nie erkunden, was letztendlich real oder <<nur>> Illusion/Fälschung ist. Oder vielleicht ändern sich diese Gegebenheiten und Bewandtnisse auch einfach dadurch, dass ich selbst meine diesbezügliche Wahrnehmung und Auffassung abwandele, so dass wir es mit einer in ihrem Wesen höchst flexiblen und anpassungsfähigen Matrix zu tun haben, die dann schon wieder unserem eigenen Gehirn gleicht.

Die biologische Entsprechung der neun Schaltkreise

Vernachlässigt, da stillschweigend vorausgesetzt, wurde bisher die biologische Entsprechung der neun Schaltkreise in unserem Körper.

Nach ihrer Funktion werden von der Biologie oder Medizin tatsächlich folgende neun Organgruppen oder Systeme unterschieden. Ich zitiere hier - in entsprechender Reihenfolge - aus „Ich Sag Dir Alles", einem Standardwerk, dass ich immer wieder gerne für einfache Übersichten benutze:

- das Stütz- und Bewegungssystem (Knochen und Muskeln)

- das Verdauungssystem (Mund, Speiseröhre, Magen, Leber und Darm)

- das Atmungssystem (Nase und Mund, Luftröhre, Bronchien und Lunge)

- das Blutkreislaufsystem (Herz und Blutgefäße)

- das Nervensystem (Gehirn, Rückenmark, Nerven)

- das System der Sinnesorgane

- das Harn- und Geschlechtssystem (Nieren, Harnleiter, Harnblase, Geschlechtsorgane)

- das hormonale System (Hirnanhangdrüse, Schilddrüse, Nebennieren)

- das Hautsystem

Bliebe also nur noch, diese Systeme auch den entsprechenden Schaltkreisen zuzuordnen. Beginnen wir mit dem Offensichtlichen:

Der erste Schaltkreis ist, wie bereits zuvor erwähnt, Magen und Darm, also dem Verdauungssystem, zugeordnet.

Das Stütz- und Bewegungssystem korrespondiert bei Leary eindeutig mit dem zweiten Schaltkreis.

Das Harn- und Geschlechtssystem (Nieren) wurde in vorherigen Übersichten mit dem dritten Schaltkreis in Verbindung gebracht. Wir halten uns daran.

Das Blutkreislaufsystem (Herz) korrespondiert mit dem vierten Schaltkreis.

Ebenfalls schon zuvor festgestellt wurde, dass der fünfte Schaltkreis mit Lunge und Bronchien, also dem Atmungssystem, korreliert.

Das Nervensystem betrifft eindeutig den sechsten Schaltkreis.

Das System der Sinnesorgane lässt sich einfach mit dem siebten Schaltkreis in Verbindung bringen.

Auch einfach ist die Gleichsetzung des hormonalen Systems (Schilddrüse etc.) mit dem achten Schaltkreis.

Bleibt also interessanterweise das Hautsystem für den neunten Schaltkreis, einer Haut die unsere Inneres (*Atman*) mit dem Göttlichen (*Brahman*) verbindet.

Ups, war ja gar nicht so schwer!

Fazit

Der Mensch besteht aus neun Schaltkreisen und lebt in einer dreizehndimensionalen Welt. Die fünf äußeren Sinne des Menschen sind lediglich in der Lage das vierdimensionale Raum-Zeit-Kontinuum mit seinen vier larvalen Schaltkreisen zu begreifen. Für unsere postlarvale Existenz (hedonistisch, neurologisch, genetisch, atomar, subatomar) bedarf es weiterer innerer Sinne. Für jeden unsere neun Schaltkreise gibt es „Drogen" genannte Substanzen, mit welchen diese in die eine oder andere Richtung beeinflusst werden können. Diese neun Schaltkreise und ihre (teilweise durch Drogen indizierten) Erfahrungen spiegeln sich auch in den Glaubensvorstellungen und Religionen aller Völker wider. So entsprechen sie beispielsweise den neun Welten der Germanen oder Kogi. Götter und überhaupt alle nicht verkörperten Wesen (= morphogenetische Felder verschiedenster Dimensionen) treten unter dem Einfluss entsprechender Substanzen verstärkt hervor! Das Bewusstsein wird (zumindest in den postlarvalen - psychodelischen - Schaltkreisen) geweitet. Die neun Schaltkreise entsprechen zudem der biologischen Ausgestaltung unseres Körpers.

Darüber hinaus gibt es nicht unerhebliche Gründe zur Annahme, dass es sich bei unserer <<Realität>> - oder zumindest von großen Teilen davon - lediglich um eine Simulation, eine Art vierdimensionales Computerprogramm handelt. Höhere Dimensionen wie beispielsweise das bewusste Erleben von Vergangenheit (V) oder möglichen Zukünften (VI) oder die Eigenverantwortung für langlebige Körper (VII), Mitgefühl (VIII) oder einen unabhängigen Geist (IX) etc. werden bewusst von herrschenden Mächten unterdrückt oder lediglich für eigene Zwecke missbraucht.

Mit aller Gewalt versuchen diese zu verhindern, dass der Mensch aufbegehren könnte, sein eigenes Schicksal in Freiheit, Frieden, Nachhaltigkeit und allgemeinem Wohlstand wieder selbst in die Hand zu nehmen. Gaben wie Kreativität, Intuition oder Empathie werden gnadenlos abgeschöpft. Laut der Agenda dieser Mächte wäre das schlimmste, was geschehen könnte, dass sich der Mensch endlich wieder darüber bewusst wird, dass er unendliches Gewahrsam ist und nicht die geringste Veranlassung zu seiner Ausbeutung und Beherrschung besteht! Wir begreifen eine solche Agenda nicht nur als absolut real, sondern zugleich als zutiefst perfide, bösartig und dunkel.

Nicht nur unsere grundlegende Geisteskrankheit (z.B. das andere uns *er-ziehen*, *bilden*, *unter-halten*, *re-gieren* oder *be-herrschen* müssten) steht also zur Frage, sondern ob es sich bei der Welt generell bereits um eine bloße - von Reptiloiden und/oder Archonten generierte - Simulation handelt. Wie auch immer man hierzu stehen mag, spielt die Beantwortung dieser Frage keine wirkliche Rolle bei unserem Streben nach einer gerechteren, besseren (da freieren) Welt. Ob es sich also bei den neun Schaltkreisen lediglich um „Schaltkreise" in einem zweitklassigen Computerprogramm oder aber um reale „Dimensionen" einer in ihrem Ursprung göttlichen Schöpfung handelt, ist letztendlich belanglos. Die Existenz gieriger, gefräßiger Schattenmächte lässt sich so oder so kaum noch übersehen oder gar leugnen. Es liegt an uns, sich dem auferlegten - und teilweise auch selbst erwählten - Joch jetzt wieder zu entziehen, auf dass die gesamte Erde in eine erhöhte Bewusstseins- und Schwingungsfrequenz gerate!

Spinnenkind
Nidda, den 05.06.2019

Erneuter Nachtrag: Erkenntnis der Mächte

Ich bin mittlerweile zu der aus meine Sicht unwiderlegbaren Erkenntnis gelangt, dass Odin nicht nur Saturn als Vater von Jupiter-Zeus bzw. Thor, dem Donnerer, ist, sondern tatsächlich auch dem Satan gleicht. Er ist der Herr der wahren Zeit (Kronos).

Nun bin ich als Deutscher natürlich kein geborener Christ, denn diese Religion stammt wie das Judentum oder der Islam aus der Wüste und bringt nur Wüste mit sich. Sondern ich bin Heide also Anhänger der in Mittel- und Nordeuropa beheimateten Naturreligion, weshalb Kronos-Satan keinen Schrecken für mich birgt. Als schamanisch Reisender offenbarte er sich mir in der siebten Unterwelt als Befreier der Menschen. Er war es, der den Menschen den Apfel der Erkenntnis reichte, während Anu-El-Adonai-Allah, also der falsche, außerirdische Gott aus den sumerischen Epen, der Thora, Bibel oder dem Qurân, dies zu verhindern trachtete.

Odin-Wotan ist also nicht nur der eigentliche Herrscher des Planeten Saturn, sondern als „Schatten des scheinbaren Bösen" ebenso Regent der siebten Unterwelt. Seine Gemahlin ist Lilith-Frigg-Hera. Daran gibt es nach meinem heutigen Kenntnisstand keinerlei Zweifel mehr.

Odin und die Asen waren die ursprünglichen Herrscher unseres Sonnensystems, bevor sie durch die reptiloide Anunnaki-Gottheit Anu, Adonai, Allah, El, Jah, Jahwe oder Jehova und seine Elohim verdrängt wurden. Sie, die Naturgottheiten, sind die eigentlichen, lichten Gegenspieler der reptiloid-monotheistischen Schattenkräfte auf dieser Welt.

Die Verbündeten der Asen (= Himmelsgottheiten) sind die Wanen (= Erdgottheiten), also beispielsweise Cernunnos-Freyr (Pan), Beltaine-Freyja (Demeter) oder Manannân-Njörd (Poseidon), mit denen es in grauer Vorzeit nach einem schrecklichen Krieg zu einem endgültigen Friedensschluss kam. Nicht nur in der Edda, sondern auch in der indisch-vedischen Bhagavadgita, einem Teil des großen indischen Epos Mahabharata, wird von diesem schicksalshaften Krieg (der im Untergang Mu-Lemuriens endete?) berichtet. Die Bhagavadgita erzählt vom Krieg der Kauravas, den erstgeborenen Nachkommen Kurus gegen die Pandavas, den Nachkommen des Pandu. Nur unschwer lassen sich hierin die Geschlechter der Asen (Kauravas) und Wanen (Pandavas) erkennen: Kuru ist Kronos und Pandu ist Pan.

Mittlerweile bezeichnet man als <<Asen>> jedoch die Asen („Asse") und Wanen („Glänzenden") gemeinsam, also alle Naturgottheiten - inklusive jener Unterweltsgottheiten, die weder den Asen noch Wanen zuzuordnen waren. Die griechische Mythologie unterscheidet beispielsweise zwischen den drei Brüdern Zeus (= Thor/Asen), Poseidon (= Njörd/Wanen) und Hades (=Ägir/Unterweltsgottheiten), auf die im Prinzip alle anderen Naturgottheiten zurückgehen. Bei genauerem Lesen der Bhagavadgita fällt auf, dass genaugenommen auch die <<Kauravas/Asen>> die <<Pandavas/Wanen>> beinhalten, da Pandu ebenfalls ein Sohn Kurus (also Kronos, Saturns oder Odins) ist, doch dies nur nebenbei.

Bei noch genauerem Hinsehen und Studium lassen sich in allen Naturreligionen (und insbesondere den indo-europäischen) sieben ursprüngliche Götterhäuser herausarbeiten, welchen grob auch die sieben Wochentage oder Planeten gewidmet wurden. Da sind - in dieser Reihenfolge:

1. die Himmels- und Saturnherrscher (hier: Odin-Kronos und Frigg-Hera etc.) für den Samstag (sowie Jupiter-Donnerstag-Thorstag und Merkur-Mittwoch-Hermes/Hermodtstag)

2. die Licht- und Sonnengötter (hier: Balder-Apollon und Nanna-Athena etc.) für den Sonntag

3. die Kriegs- und Marsgötter (hier Tyr-Ares und Epona-Bellona[10] etc.) für den Dienstag

4. die Wasser- und Neptungötter (hier: Njörd-Poseidon und Nerthus-Amphidrite etc.)

5. die Fruchtbarkeits- und Erdgottheiten (hier: Freyr-Pan und Freyja-Demeter[11] etc.) für den Freitag

6. die Unterwelt- und Plutogottheiten (hier: Ägir-Hades und Hel-Persephone[12] etc.)

7. die Feuer- und Venusgötter (hier: Shiva-Loki und Kali-Durga[13] etc.)

---

[10] In den Griechischen Sagen ist Venus die Geliebte des Ares, wenn auch Frau des buckligen Schmiedes Hephaistos. Ihr germanisches Pendant wäre Sjöfn.

[11] In den Eddas wird die Riesin Gerda („Garten") als Freyrs Frau überliefert.

[12] In den Eddas wird die Meeresriesin Ran als Gattin Ägirs genannt. Sie gebiert ihm die neun Ägirstöchter Himinglæva (die Klarsehende), Dúfa (die Hohe), Blóðughadda (die Bluthaarige), Hefring (die Steigende), Uðr (die Schäumende), Hrönn (die Fließende), Bylgja (die Wogende), Dröfn (die Schaumbefleckte) sowie Kólga (die Kühlende). Da Ägir ansonsten aber alle Kriterien einer Unterweltsgottheit erfüllt wird er in meinen Schriften als „Gatte Hels" oder „Hades" geführt.

[13] In den Eddas ist Sigyn die Frau Lokis. Mit der Riesin Angrboda, der Angstbotin, zeugte Loki darüber hinaus die Unterweltsgöttin Hel, den Fenriswolf und die Midgardschlange.

Während sich also Odin und dessen Söhne Thor (Jupiter) und Hermodt-Hermes (Merkur) - allesamt 1. Götterhaus - ebenso wie seine Söhne Balder (Lichtgötter// 2. Götterhaus) und möglicherweise Tyr (Kriegsgötter// 3. Götterhaus) klar den Asen/Kauravas (aus Asgard) zuordnen lassen, so gehörten die Wassergötter (Njörd// 4. Götterhaus) sowie die Fruchtbarkeitsgottheiten (wie beispielsweise Freyr oder Freyja// 5. Götterhaus) ursprünglich klar zu den Wanen/Pandavas (aus Vanaheim). Schwieriger erscheint mir die Zuordnung der Unterwelts- und Feuergottheiten (= 6. Und 7. Götterhaus), denen immer etwas Riesenhaftes oder Zerstörerisches anhaftet. Obwohl sie also sie in den Götterhimmel aufgenommen wurden wie der Riese Ägir (Pluto) oder Loki (ebenfalls Sohn eines Riesen namens Jötunn, der Gefräßige), bleiben sie mit Vorsicht zu genießen. So wird beispielsweise Loki aus dem Haus der Feuergötter (hier gleichgesetzt mit Shiva, dem Zerstörer) zur vielleicht umstrittensten Gottheit überhaupt.

Doch vergessen wir die ursprünglichen Streitereien und anhaltenden Eitelkeiten der Naturgottheiten und wenden wir uns erneut den eigentlichen Feinden und Unterjochern der Menschheit zu: den Anunnaki/Chitauli und in ihrem Gefolge einem „Virus" namens Archonten. Wir wurden mit diesem Virus geimpft und erkrankten selbst daran. Archonten sind eine niedere Gattung ohne jegliche Kreativität, weshalb sie immer nur alles imitieren, kopieren und dabei verschlechtern können. Sie ernähren sich von menschlichen Emotionen und Energien. Die Bezeichnung „Archon" meint hingegen schon wieder den obersten Demiurgen (also Anu-Adonai-Allah selbst). Merke: Anunnaki und Archonten leben in gegenseitiger Symbiose. Die von ihnen entworfene Welt (Babylon) hat so ganz und gar nichts mehr Menschliches an sich.

Sie ist ein verderbliches, künstliches Gebilde, ein schlechtes Abbild Midgards, unserer ursprünglichen Erde. Der Mensch als Gottwesen und Abbild der Götter (Asen) wurde zum Geknechteten und Sklaven seiner Herren (Chitauli).

Im Gegensatz zu den Anunnaki lassen uns die Asen (Naturgottheiten) normalerweise in Ruhe und verlangen nichts von den Menschen - keine Steuern, Gebete, Energieabgaben und dergleichen. Sie belohnen uns lediglich, wenn wir ein anständiges Leben führen, beispielsweise durch unsere Aufnahme ins paradiesische Walhalla in Asgard, dem Garten der Götter. (Das nenne ich doch mal eine Religion!) Der Tod in der archontischen Welt hingegen bedeutet nichts als Wiederkehr, Vergessen und Wiederholung der endlosen Plackerei. Unsere irdische Lebensspanne wurde durch die Anunnaki und Archonten so kurz bemessen, dass wir kaum Zeit zum Sammeln von anhaltend wahren Erkenntnissen haben. Das Ganze hat System!

Es waren und sind die Herrscher der monotheistisch-archontischen Religionen die Unheil und Zerstörung über die Erde brachten - nicht die heidnischen Naturgottheiten, welche stets nur an der Aufrechterhaltung der kosmischen Gesetze mitwirken. Naturgottheiten mahnen zu gegenseitigem Respekt und schenken menschliche Freiheit. Sie brachten uns das Licht (siehe Luzifer=Balder=Belenus=Apollon) und das Wissen. Odin selbst war einer der größten Wahrheitssucher! Er ist unser Schöpfer und Befreier (Satan) nicht der reptiloide Anu oder El und seine Elohim (Chitauli) vom fernen Nibiru. Die Chitauli-Elohim (Anunnaki) kehrten alle Werte und Tugenden in ihr Gegenteil um und schufen eine falsche Welt des Schreckens und der Zerstörung.

Es waren Odin und die Asen, die die Menschen nach dem Untergang Lemuriens (= Tod Ymir) aus den Bäumen (Ask/Adam/Eiche und Embla/Eva/Esche) schufen, indem uns Odin (Wotan) Leben und Seele einhauchte, Vili (Wili) Verstand und Gefühle schenkte und Vé Körperlichkeit sowie Sprachvermögen verlieh. Votan, Vili und Vé sind die Söhne Borrs, des ersten Asen und Stammvaters der Götter. Demgegenüber geht aufs Konto der Anunnaki die Schöpfung des Homo sapiens oder modernen Menschen, indem sie ihr Erbgut mit dem unseren kreuzten. Sie ersetzten das vedische Wissen durch Technologie - ihnen zum Nutzen. Das Ragnarök bezeichnet sodann den Untergang von Atlantis oder aber Ende des Tertiärs. Die meisten Menschen wurden erneut auf die Stufe der Steinzeit zurückgeworfen, während parallel Hochkulturen wie die Ägyptische scheinbar aus dem Nichts entstanden.

Die Asen arbeiten an unserer Befreiung, indem sie uns die Weisheit des Weltenbaums (Yggdrasil) brachten, welcher in den monotheistischen Religionen durch einen Apfel vom Baum der Erkenntnis symbolisiert wird. Möglicherweise ein Stechapfel. Demgegenüber strebt die reptiloide Anunnaki-Chitauli-Gottheit Adonai („Herr") mit ihren Heerscharen, den Thronen, Herrschaften, Mächten, Gewalten und Fürsten etc. (= Engelshierarchien), weiterhin nach unserer Unterwerfung und Ausbeutung als billige Arbeitskräfte. Es geht ihnen lediglich um Unterdrückung und endgültigen Versklavung. Man sollte dies klar erkennen!

Die Asen (und Vanen) stellen die erste <<verborgene>> Macht dar, das Ass des Kartenspiels. Die Anunnaki, ihre „englischen"/"engelischen" Heerscharen und Archonten bleiben auf Erden zumindest solange die zweite <<kaiserliche>> Macht, bis ihre Illusionen und Manipulation restlos aufliegen und enthüllt werden. Hiervor fürchten sie sich.

Eine weitere interessante Position im Spiel der Mächte kommt Luzifer, dem „gefallenen Lichtengel", zu, welcher keinesfalls mit Odin-Saturn-Satan gleichgesetzt werden kann, sondern vielmehr Balderapollon, dem Lichtgott, entspricht. Er ist Diener und Sohn Odin-Wotan-Satans. Ebenso wie Luzifer stieg Balder hinab ins Reich der Unterwelt und des Todes. Ein weiterer Name dieser Gottheit ist Mithra. Mithra/Mitra ist der Bruder von Varuna (Tyr). In der monotheistischen Verklärung wurde der <<strahlende>> Balder der Unterwelt auch zum „teuflischen" Beelzebub oder Baal. Als Mithra, Luzifer oder Baal ist Balderapollon allerdings die dritte <<strahlende>> Macht des Universums. Der Name seiner Gattin lautet Athenaminerva (Luzifera), die Göttin mit den Eulen. Der dem Archetypus des Balder entsprechende Gottesprophet ist Jesus von Nazareth, ein Sinnbild für Weisheit, Vergebung und Liebe. Noch heute wird Luzifer in der lateinischen Messe der katholischen Kirche als Gottheit der Erlösung angebetet. Ein Hauch der Wahrheit schimmert hier durch. Wenn es mir daher erlaubt wäre, euch auch nur einen einzigen Ratschlag zu erteilen, dann wäre es dieser: Legt das Kreuz (= Werkzeug zur Folterung des Jesus aus Nazareth) ab und besorgt euch einen Thorshammer (= Symbol der Zerschlagung manipulierter Weltbilder und Welten und somit zur Erkenntnis und Durchsetzung von Wahrheit von Gerechtigkeit).

Wenn die monotheistischen Religionen darüber hinaus allesamt mehr oder weniger verdeckt den Saturn verehren (siehe: David Icke), so beweist dies unserer Ansicht nach lediglich, dass auch die Anunnaki (bzw. ihre Priester) um die Bedeutung der Naturgesetzmäßigkeiten (Saturn) und den sie bewahrenden Naturgottheiten/Asen (mit Odin-Saturn an der Spitze) wissen.

Odin ist und bleibt der wahre Herrscher unseres Sonnensystems. Die Anunnaki wissen dies, beugen sich und erweisen ihm die Ehre, wenn sie darüber hinaus auch schamlos unserer Welt und Arbeitskraft plündern. Solange wir Menschen dies allerdings mit uns machen lassen, entspricht dies unserem freien Willen und somit den von Odin-Satan (Saturn) oder Balder-Luzifer („Jesus") verkörperten Naturgesetze. Dann kann uns auch kein Taranis-Thor oder Teutates-Tyr-Tengri helfen. Sobald wir uns hingegen bewusst wehren und die uns zustehenden Rechte von Freiheit, Wahrhaftigkeit und Gerechtigkeit einfordern, wird der Spuk der Anunnaki und Archonten, Illuminaten und Bilderberger, ein Ende haben. Dies beschreibt unsere Gegenwart und Zukunft von Sapo: Spirituelle Anarchie Pazifistisch Organisiert (im Gegensatz zu Babylon, dem Baby-Ion der Menschheit).

Die Existenz eines weiteren, gänzlich teuflischen also bösen Ahriman (wie wir ihn in den Avesta-Veden als Gegenspieler von Ahura Mazda vorfinden oder er von Steiner postuliert wird), habe ich bereits in vorangehenden Schriften negiert. Agni, Aryaman oder Ahriman, der Mann der Arier oder Asen, entspricht vielmehr dem Gott des Feuers und der Zerstörung, also Shivaloki. In den indischen Veden wurde die Position von Agni späterhin von Shiva eingenommen sowie aus Mitra Vishnu wurde. Wir sind geneigt ihm die vierte <<zerstörende>> Macht zuzuschreiben.

Im Gegensatz zu den Lichtalben oder Engeln, dem <<himmlischen Volk>>, sind die von mir so benannten „Erdengel" oder „Teufel" lediglich Schwarzalben, also Zwerge. Von ihnen geht keinerlei Gefahr aus, wenn man sie anständig behandelt und/oder bezahlt. Neben den Welten der Menschen (Midgard), Asen (Asgard) und Wanen (Vanaheim), den Unterweltsgöttern (Helheim), Lichtalfen (Ljossalfheim) und Schwarzalben (Svartalfheim) gibt es in der germanischen Mythologie sodann noch jene der Urgewalten oder Riesen (Utgard oder Jötunheim), des Eises (Niflheim) sowie des Feuers (Muspelheim) - eine phantastische Welt mit neun Gesichtern - der Planet Erde. Höhere Welten sind höheren Dimensionen vorbehalten.

Der Baphomet ist für uns nach heutigem Kenntnisstand lediglich ein Götze; ebenso wie der rätselhafte Abraxas.

<u>Wichtigste männliche Gleichsetzungen im Überblick</u>

1. Brahma = Dagda = Odin = Wotan = Kronos = Saturn = Satan = Seth = Svarog (die verborgene Macht; 1. Götterhaus)

2. Indra = Taranis = Thor = Perun = Perkúnas = Zeus = Jupiter (das sichtbare Geschehen; noch immer 1. Götterhaus)

3. Vishnu = Mitra = Mithra = Luzifer = Baal = Beelzebub = Belenus = Balder = Apollon = Dazbog (die strahlende Macht; 2. Götterhaus)

4. Anu = Adonai = Allah = El = Jah = Jahwe = Jehova (die oberste Anunnaki-Gottheit; Anführer der falschen Götter oder Elohim)

5. Ahura Mazda = Asura = Varuna = Ares = Mars = Teutates = Tyr = Tengri (der Kriegsgott und frühere Himmelsherrscher; 3. Götterhaus)

6. Manannân = Njörd = Poseidon = Neptun (der Meeresgott; 4. Götterhaus)

7. Cernunnos = Freyr = Pan = Veles (der Fruchtbarkeitsgott; 5. Götterhaus)

8. Samhain = Ägir = Hades = Pluto = Tschernobog (der Unterweltgott; 6. Götterhaus)

9. Shiva = Agni = Aryaman = Ahriman = Loki (die zerstörende Macht; 7. Götterhaus)

Wie wir bei dieser Aufzählung sehen, trifft die mögliche Gleichsetzung der göttlichen Archetypen gleichermaßen auf keltische, germanische, griechische, slawische, baltische, persische, hinduistische und weitere Götterpantheons zu. Es gibt - wie mehrfach in meinen Schriften belegt - insgesamt sieben <<irdische>> Naturgötterfamilien, wobei sich „irdisch" hier auf unser gesamtes Sonnensystem bis zum Pluto bezieht, aber nicht mehr Nibiru, den Planet der Anunnaki umfasst. Das Werk der Anunnaki und Archonten als zweiter <<kaiserlicher>> Macht entspricht der kompletten Negierung und Leugnung jeglicher menschlichen, irdischen oder natürlichen Ordnung. Sie, die Anunnaki und Archonten in ihrem Gefolge, setzten sich selbst an die Stelle der wahren Naturgottheiten. Und wir ließen es geschehen! Eine große Schule für uns Menschen!

Die Zeit für die Reconquista der Naturgottheiten und wahren Menschen ist gekommen: Himmel (Recht) und Sonne (Wissen), Mars (Männlichkeit) und Venus (Weiblichkeit), Mond und Wasser, Fruchtbarkeit, Reichtum und Feuer - alle zusammen für Freiheit, Wahrhaftigkeit, Gerechtigkeit und Liebe. So sei es. So war es, so ist es und so wird es sein. Hier und in allen Welten. Jetzt und immerdar: Die Manipulation der Anunnaki und der Virus der Archonten (*wetiko*) dienen einzig und allein unserem Aufstieg.

Asahail ok Vana! Der Mensch ist Gott!

Nidda, den 29.07.2019